Tassilo Marchetti

Hormontherapien

Wissenschaft, Anwendung und Perspektiven

bup

Tassilo Marchetti

Hormontherapien

Wissenschaft, Anwendung und Perspektiven

Print: ISBN 978-3-69035-247-5
eBook: ISBN: 978-3-69035-255-0

Bestellnummer: 1846
Auch als eBook verfügbar

© Bremen University Press, 2025.
Die Nutzung des Manuskripts im Ganzen oder in Teilen ohne vorherige schriftliche Zustimmung des Verlags ist nicht zulässig.

Bremen University Press
Fahrenheitstr. 11
D-28359 Bremen

bup@bremenuniversitypress.com
www.bremenuniversitypress.com

Tassilo Marchetti

Hormontherapien

Wissenschaft, Anwendung und Perspektiven

Übersicht

EINLEITUNG	8
TEIL I: GRUNDLAGEN DER HORMONTHERAPIE	13
TEIL II: ANWENDUNG VON HORMONTHERAPIEN	69
TEIL III: NUTZEN, RISIKEN UND KONTROVERSEN	103
TEIL IV: ZUKUNFT DER HORMONTHERAPIEN	113
SCHLUSSWORT	123
INDEX	126

Inhaltsverzeichnis

EINLEITUNG	**8**
Begriffsklärung	**8**
Historischer Überblick	**10**
Relevanz des Themas	**11**
TEIL I: GRUNDLAGEN DER HORMONTHERAPIE	**13**
Biochemie und Physiologie der Hormone	**13**
Diagnostik hormoneller Störungen	**15**
Methoden der Hormonmessung	15
Bluttests	15
Speicheltests	17
Urinanalysen	19
Bildgebung	21
Typische Symptome und deren Interpretation	**24**
Erschöpfung und Gewichtszunahme	24
Ungewollte Gewichtsabnahme, Nervosität und Herzrasen	26
Menstruationsstörungen und Unfruchtbarkeit	29
Knochenbrüche und Muskelschwäche	32
Bluthochdruck und Elektrolytstörungen	34
Rolle der Genetik und epigenetischen Faktoren	**37**
Monogene Erkrankungen	38
Polygene Einflüsse	41
Epigenetische Faktoren	44
Arten von Hormonen in der Therapie	**46**
Steroidhormone	47
Östrogen und Progesteron	47
Testosteron	50
Kortikosteroide (z. B. Kortisol, Prednison)	52

Peptidhormone	54
Insulin	54
Wachstumshormone (Somatropin)	55
Glukagon	56
Erythropoetin (EP?)	57
Schilddrüsenhormone	58
Levothyroxin (synthetisches T4)	58
Liothyronin (synthetisches T3)	59
Antithyreotika	60
Synthetische und bioidentische Hormone	62
Synthetische Hormone	62
Bioidentische Hormone	64
Bedeutung der Hormone in der Therapie	**65**
TEIL II: ANWENDUNG VON HORMONTHERAPIEN	**69**
Hormontherapie in der Gynäkologie	**69**
Menopause und perimenopausale Symptome	69
Hormonersatztherapie (Hormonersatztherapie): Indikationen, Nutzen und Risiken	70
Prävention und Behandlung von ?steoporose	73
Alternativen zur Hormonersatztherapie	**76**
Bisphosphonate	76
Anwendungsgebiete und Vorteile von Bisphosphonaten	77
Anwendungsformen und Dosierung	77
Nebenwirkungen und Einschränkungen	78
Denosumab	78
Wirkmechanismus von Denosumab	79
Vorteile von Denosumab	79
Risiken von Denosumab	81
Einschränkungen und Absetzproblematik	82
Selektive Östrogenrezeptormodulatoren (SERMs)	82
Vitamin D und Calcium	85
Hormontherapie in der Andrologie	**87**

Hormonelle Behandlungen in der Reproduktionsmedizin	90
Onkologie und Hormontherapie	93
Transgender-Medizin und Hormontherapie	96
Kinderheilkunde und Pubertätsstörungen	99
TEIL III: NUTZEN, RISIKEN UND KONTROVERSEN	**103**
Nutzen der Hormontherapie	103
Risiken und Nebenwirkungen	105
Kontroversen und gesellschaftliche Debatten	109
TEIL IV: ZUKUNFT DER HORMONTHERAPIEN	**113**
Neue Entwicklungen und Technologien	113
Alternative Ansätze	115
Forschungsperspektiven	119
SCHLUSSWORT	**123**
INDEX	**126**

Einleitung

Begriffsklärung

Eine Hormontherapie bezeichnet eine medizinische Behandlung, bei der Hormone verabreicht oder reguliert werden, um physiologische Prozesse zu beeinflussen, Krankheiten zu behandeln oder Symptome zu lindern. Hormone sind chemische Botenstoffe, die von endokrinen Drüsen produziert werden und eine Vielzahl biologischer Funktionen im Körper steuern, darunter Stoffwechsel, Wachstum, Fortpflanzung und Stimmungsregulation. Die Hormontherapie kann je nach Zielsetzung verschiedene Formen und Anwendungsgebiete umfassen.

Grundsätzlich wird die Hormontherapie in zwei Hauptkategorien unterteilt: die Gabe von Hormonen und die Blockierung oder Regulation der körpereigenen Hormonproduktion.

Ersteres kommt häufig zum Einsatz, wenn ein hormonelles Ungleichgewicht oder ein Hormonmangel vorliegt, wie etwa bei der Substitutionstherapie. Typische Beispiele hierfür sind die Verabreichung von Insulin bei Diabetes mellitus, die Gabe von Schilddrüsenhormonen bei einer Unterfunktion der Schilddrüse (Hypothyreose) oder die Hormonersatztherapie (Hormonersatztherapie) bei Frauen nach der Menopause zur Linderung von Wechseljahresbeschwerden.

Die zweite Variante, bei der die Wirkung von Hormonen blockiert oder moduliert wird, ist besonders relevant in der Onkologie, insbesondere bei hormonabhängigen Tumoren wie Brust- oder Prostatakrebs. Hierbei werden Substanzen eingesetzt, die entweder die Produktion bestimmter Hormone hemmen oder deren Wirkung an den Zielzellen blockieren. Solche Behandlungen können das Wachstum hormonabhängiger Tumorzellen verlangsamen oder stoppen.

Die Hormontherapie findet auch in anderen medizinischen Kontexten Anwendung. In der Reproduktionsmedizin wird sie eingesetzt, um den Menstruationszyklus zu regulieren, die Eizellreifung zu fördern oder den Eisprung auszulösen. In der Transgender-Medizin unterstützt sie den Prozess der Geschlechtsangleichung, indem sie beispielsweise Testosteron oder Östrogene verabreicht, um die sekundären Geschlechtsmerkmale an das gewünschte Geschlecht anzupassen.

Trotz ihres breiten Einsatzspektrums ist die Hormontherapie nicht frei von Risiken und Nebenwirkungen. Die Behandlung erfordert eine sorgfältige Abwägung der Nutzen-Risiko-Balance sowie eine kontinuierliche Überwachung. Zu den möglichen Nebenwirkungen zählen unter anderem Thrombosen, Stoffwechselstörungen, eine gesteigerte Krebsneigung in bestimmten Kontexten und unerwünschte Wirkungen auf das Herz-Kreislauf-System. Die Wahl der geeigneten Hormone, Dosierungen und Applikationsformen ist daher entscheidend für den Erfolg und die Sicherheit der Therapie.

Die Hormontherapie ist eine vielseitige und wirkungsvolle medizinische Behandlungsstrategie, die gezielt in unterschiedlichen Krankheitsbildern eingesetzt wird. Ihre Anwendung basiert auf einem fundierten Verständnis der endokrinen Regulation und erfordert eine individuelle Anpassung an die Bedürfnisse und Gesundheitszustände der Patienten.

Historischer Überblick

Die Geschichte der Hormontherapie ist eng mit der Entdeckung und dem Verständnis von Hormonen verbunden, die als chemische Botenstoffe zahlreiche physiologische Prozesse im Körper steuern. Erste Hinweise auf hormonelle Wirkmechanismen stammen aus dem 19. Jahrhundert, als Arnold Berthold durch Experimente mit kastrierten Hähnen nachwies, dass Drüsen Substanzen absondern, die die Entwicklung von Organismen beeinflussen. Der Begriff "Hormon" wurde 1905 von Ernest Starling und William Bayliss geprägt, die die chemische Signalübertragung zwischen Organen beschrieben. Frühzeitig wurde die therapeutische Wirkung von Drüsenextrakten erkannt, etwa bei der Behandlung von Schilddrüsenunterfunktion oder der erstmals 1921 erfolgreichen Anwendung von Insulin zur Diabetesbehandlung. Die Entdeckung und Isolierung von Hormonen wie Kortison, Östrogen, Progesteron und Testosteron in den 1930er Jahren führt zur Entwicklung spezifischer hormoneller Therapien. Dies revolutionierte die Behandlung zahlreicher Erkrankungen wie rheumatoider Arthritis, hormonabhängiger Krebserkrankungen und Wechseljahresbeschwerden. Die Entwicklung oraler Kontrazeptiva in den 1950er Jahren markierte einen sozialen und medizinischen Meilenstein, indem sie Frauen die Kontrolle über ihre Fortpflanzung ermöglichte. Mit dem Fortschritt der Biotechnologie in den 1980er Jahren wurden synthetisch hergestellte Hormone verfügbar, die eine höhere Reinheit und Wirksamkeit boten. In der modernen Medizin ist die Hormontherapie vielseitig einsetzbar, etwa in der Onkologie, der Reproduktionsmedizin oder der Gender-Medizin. Neuere Ansätze setzen auf personalisierte Therapien, bioidentische Hormone und den Einsatz rekombinanter Technologien, um die Präzision und Sicherheit der Behandlung zu erhöhen. Diese kontinuierliche Entwicklung zeigt die zentrale Rolle der Hormontherapie in der Medizin und ihre Potenziale für zukünftige Innovationen.

Relevanz des Themas

Hormontherapien sind aus medizinischer, gesellschaftlicher und wissenschaftlicher Sicht von zentraler Bedeutung, da sie vielfältige Funktionen im menschlichen Körper regulieren und zahlreiche Erkrankungen behandeln oder Symptome lindern können. Medizinisch betrachtet ermöglichen sie die gezielte Korrektur hormoneller Ungleichgewichte, die durch endokrine Störungen, natürliche Alterungsprozesse oder Krankheiten entstehen. Sie sind essenziell für die Behandlung chronischer Erkrankungen wie Diabetes mellitus, Hypothyreose oder Osteoporose, aber auch für die Therapie hormonabhängiger Tumore wie Brust- und Prostatakrebs. Ebenso spielen sie eine wichtige Rolle in der Reproduktionsmedizin und bieten Menschen mit unerfülltem Kinderwunsch effektive Optionen. Gesellschaftlich leisten Hormontherapien einen Beitrag zur Verbesserung der Lebensqualität, insbesondere bei Frauen während und nach der Menopause, bei Transgender-Personen im Rahmen der Geschlechtsangleichung sowie durch die Entwicklung hormoneller Kontrazeptiva, die die Familienplanung revolutioniert haben. Ihre Bedeutung geht jedoch über den individuellen Nutzen hinaus, da sie auch gesellschaftliche Diskussionen über Geschlecht, Fortpflanzung und Gesundheit angestoßen haben. Wissenschaftlich betrachtet fördern Hormontherapien die Erforschung komplexer endokriner Netzwerke und treiben Innovationen in der Biotechnologie voran, etwa durch die Entwicklung synthetischer oder rekombinanter Hormone. Diese Fortschritte tragen nicht nur zu besseren Behandlungsoptionen bei, sondern eröffnen auch neue Perspektiven in der personalisierten Medizin, indem Therapien präziser auf die genetischen und molekularen Eigenschaften des Einzelnen abgestimmt werden können. Insgesamt sind Hormontherapien ein unverzichtbarer Bestandteil moderner Medizin, da sie sowohl individuelle Gesundheit fördern als auch gesellschaftliche und wissenschaftliche Entwicklungen vorantreiben.

Teil I: Grundlagen der Hormontherapie

Biochemie und Physiologie der Hormone

Hormone sind chemische Botenstoffe, die von spezialisierten Zellen, meist in endokrinen Drüsen, produziert und in die Blutbahn abgegeben werden, um entfernte Zielzellen zu beeinflussen. Sie regulieren zahlreiche physiologische Prozesse wie Wachstum, Stoffwechsel, Fortpflanzung und Homöostase. Biochemisch lassen sich Hormone in drei Hauptklassen einteilen: Peptidhormone, Steroidhormone und Aminosäurederivate. Peptidhormone, wie Insulin und Glukagon, bestehen aus Aminosäureketten, während Steroidhormone wie Kortisol und Östrogen aus Cholesterin abgeleitet sind. Aminosäurederivate, wie Adrenalin und Thyroxin, entstehen durch Modifikationen einzelner Aminosäuren.

Die Produktion von Hormonen erfolgt in spezialisierten endokrinen Drüsen, wie der Hypophyse, Schilddrüse, Nebennieren oder den Geschlechtsdrüsen. Diese Drüsen werden durch ein komplexes Netzwerk aus Rückkopplungsmechanismen reguliert, die eine präzise Steuerung der Hormonspiegel ermöglichen. Der Hypothalamus spielt dabei eine zentrale Rolle, indem er über Freisetzungs- oder Hemmhormone die Hypophyse und in der Folge periphere endokrine Drüsen beeinflusst. Zum Beispiel wird die Freisetzung von Schilddrüsenhormonen durch die Hypothalamus-Hypophysen-Schilddrüsen-Achse gesteuert.

Die Wirkung von Hormonen erfolgt über spezifische Rezeptoren auf oder in Zielzellen. Diese Rezeptoren sind hochspezifisch für bestimmte Hormone und können entweder membranständig oder intrazellulär lokalisiert sein. Wasserlösliche Hormone wie Peptidhormone binden an Rezeptoren auf der Zelloberfläche, da sie die Zellmembran nicht passieren können. Diese Rezeptorbindung aktiviert Signaltransduktionswege, meist über G-Protein-gekoppelte Rezeptoren oder Tyrosinkinasen, die sekundäre Botenstoffe wie cAMP oder Kalzium mobilisieren und so eine Kaskade intrazellulärer Reaktionen auslösen. Lipophile Hormone wie Steroidhormone und Schilddrüsenhormone können dagegen durch die Zellmembran diffundieren und an intrazelluläre Rezeptoren binden. Der Hormon-Rezeptor-Komplex gelangt in den Zellkern, wo er die Genexpression direkt beeinflusst und so langfristige Effekte wie Proteinbiosynthese auslöst.

Die Regulation der Hormonwirkung erfolgt auf mehreren Ebenen: Neben der Synthese und Sekretion der Hormone spielen Transportproteine, Rezeptordichte und die Aktivierung oder Hemmung nachgeschalteter Signalwege eine Rolle. Über negative Rückkopplungsschleifen, wie etwa die Hemmung der Hypothalamus-Hormone durch periphere Hormonspiegel, wird eine Homöostase gewährleistet. Positive Rückkopplung ist seltener, tritt aber beispielsweise beim Eisprung oder während der Geburt auf.

Zusammenfassend sind Hormone essenzielle Regulatoren des Körpers, deren Funktion auf einer präzisen Biochemie, einer komplexen physiologischen Regulation und spezifischen Signaltransduktionsmechanismen basiert. Dieses Zusammenspiel ermöglicht die Anpassung an wechselnde innere und äußere Bedingungen und stellt die Grundlage für die hormonelle Steuerung der vielfältigen Körperfunktionen dar.

Diagnostik hormoneller Störungen

Die Diagnostik hormoneller Störungen ist heute ein essenzieller Bestandteil der endokrinologischen Medizin, da hormonelle Dysbalancen eine Vielzahl von Symptomen und Erkrankungen hervorrufen können. Die Diagnostik umfasst biochemische Messungen, bildgebende Verfahren und genetische Analysen, um die zugrunde liegenden Ursachen zu identifizieren und die optimale Therapie festzulegen.

Methoden der Hormonmessung

Die zentrale Methode zur Diagnostik hormoneller Störungen ist die Bestimmung der Hormonspiegel in verschiedenen Körperflüssigkeiten.

Bluttests

Bluttests sind die am häufigsten eingesetzte Methode zur Diagnostik hormoneller Störungen, da sie eine genaue und zuverlässige Quantifizierung der Hormonkonzentrationen ermöglichen. Sie bieten eine Vielzahl von Anwendungsmöglichkeiten, um sowohl basale Hormonspiegel als auch deren Regulation und Reaktionsfähigkeit auf externe Stimuli zu bewerten. Schilddrüsenhormone wie Triiodthyronin (T3), Thyroxin (T4) und das Schilddrüsen-stimulierende Hormon (TSH) werden routinemäßig gemessen, um die Funktion der Schilddrüse zu beurteilen. Erhöhte oder erniedrigte Werte dieser Hormone geben Aufschluss über Erkrankungen wie Hypothyreose oder Hyperthyreose und deren mögliche Ursachen, etwa Autoimmunerkrankungen oder Jodmangel. Sexualhormone wie Östrogen, Testosteron und Progesteron werden ebenfalls häufig analysiert, insbesondere bei Unfruchtbarkeit, Zyklusstörungen, Pubertätsproblemen oder Hormontherapien. Ihre Spiegel ermöglichen eine differenzierte Diagnostik von Störungen der Gonadenfunktion, hormonellen Imbalancen in der Menopause oder Hypogonadismus.

Die Messung von Nebennierenhormonen wie Kortisol und Aldosteron ist zentral für die Diagnostik von Erkrankungen wie dem Cushing-Syndrom, der Nebenniereninsuffizienz oder dem Conn-Syndrom. Kortisolspiegel können im Rahmen eines Dexamethason-Hemmtests oder eines ACTH-Stimulationstests überprüft werden, um die Funktion der Hypothalamus-Hypophysen-Nebennieren-Achse zu bewerten. Aldosteron wird häufig in Kombination mit Renin gemessen, um das Renin-Angiotensin-Aldosteron-System zu beurteilen, insbesondere bei Bluthochdruck oder Elektrolytstörungen.

Auch pankreatische Hormone wie Insulin und Glukagon werden in der Hormonanalytik berücksichtigt. Insulinspiegel sind essenziell für die Diagnostik und Überwachung von Diabetes mellitus oder Insulinresistenz, während Glukagon bei der Beurteilung von hypoglykämischen Zuständen oder Tumoren des Pankreas relevant ist. Bluttests ermöglichen dabei nicht nur die Messung der absoluten Hormonspiegel, sondern auch die Untersuchung dynamischer Prozesse, indem sie die Reaktion des endokrinen Systems auf gezielte Stimuli oder Hemmungen erfassen. Stimulationstests, wie der ACTH-Stimulationstest oder der Glukosetoleranztest, und Suppressionstests, wie der Dexamethason-Hemmtest, liefern entscheidende Hinweise auf Funktionsstörungen innerhalb komplexer hormoneller Regelkreise. Diese Verfahren bieten eine präzise Grundlage für die Diagnosestellung und die Planung individueller Therapien.

Speicheltests

Speicheltests spielen eine zunehmend wichtige Rolle in der Überwachung und Anpassung von Hormontherapien, da sie eine präzise und nicht-invasive Methode bieten, um die freien, biologisch aktiven Hormonspiegel zu bestimmen. Im Gegensatz zu Serumtests, bei denen ein großer Teil der Hormone an Transportproteine gebunden ist und daher nicht unmittelbar die bioaktive Fraktion widerspiegelt, erlaubt die Analyse von Speichel eine direkte Messung jener Hormone, die tatsächlich an

Zielgeweben wirksam sind. Dies macht sie besonders wertvoll für die Feinjustierung von Hormontherapien.

Ein zentraler Anwendungsbereich von Speicheltests liegt in der Behandlung mit Sexualhormonen, wie Östrogen, Progesteron und Testosteron, etwa bei Frauen in der Menopause oder bei Männern mit Testosteronmangel. Die Messung von Speichelhormonen ermöglicht es, die Auswirkungen der verabreichten Hormone auf den bioverfügbaren Spiegel im Körper zu überwachen. Dadurch können Überdosierungen vermieden und Nebenwirkungen minimiert werden. Ebenso wird sichergestellt, dass die Dosierung ausreicht, um therapeutische Effekte zu erzielen, ohne den Hormonhaushalt unnötig zu belasten.

Auch bei der Behandlung mit Nebennierenhormonen, wie Kortisol oder DHEA, hat sich die Speichelanalyse als nützlich erwiesen. Insbesondere bei Patienten mit Nebenniereninsuffizienz oder chronischem Stress ist es wichtig, die Wirkung von substituierten Hormonen regelmäßig zu kontrollieren. Speicheltests bieten die Möglichkeit, circadiane Schwankungen abzubilden und so eine individualisierte Dosierungsstrategie zu entwickeln, die sich an den natürlichen Hormonrhythmen orientiert. Diese präzise Anpassung ist entscheidend, um sowohl eine Unterversorgung als auch eine Überdosierung zu verhindern, die langfristig zu erheblichen gesundheitlichen Problemen führen könnten.

Ein weiterer Vorteil der Speicheltests bei Hormontherapien ist die Möglichkeit der Selbstanwendung. Patienten können Proben bequem zu Hause entnehmen, was die Akzeptanz und Compliance erheblich steigert. Dies ist besonders bei langfristigen Therapien von Bedeutung, bei denen regelmäßige Kontrollen erforderlich sind. Die einfache Handhabung und die Möglichkeit, Proben zu verschiedenen Tageszeiten zu entnehmen, erlauben eine umfassende und detaillierte Überwachung, die in klinischen Settings mit Blutabnahmen nur schwer umsetzbar wäre.

Speicheltests tragen auch zur Optimierung personalisierter Medizin bei, da sie Ärzten ermöglichen, die Behandlung auf die individuellen Bedürfnisse des Patienten abzustimmen. Dies ist besonders relevant bei komplexen hormonellen Störungen, bei denen Standarddosierungen oft nicht ausreichen oder unerwünschte Wirkungen hervorrufen können. Durch die regelmäßige Kontrolle der freien Hormonspiegel im Speichel können Therapiepläne dynamisch angepasst werden, um den bestmöglichen therapeutischen Erfolg zu erzielen.

Urinanalysen

Die 24-Stunden-Sammelurinprobe ist eine etablierte Methode zur Beurteilung der Hormonausscheidung und bietet wertvolle diagnostische Informationen, insbesondere bei Steroidhormonen wie Kortisol oder Katecholaminen. Im Gegensatz zu punktuellen Messungen im Blut oder Speichel erlaubt diese Methode eine integrative Erfassung der hormonellen Aktivität über einen längeren Zeitraum. Dadurch können Schwankungen im

Hormonspiegel, die durch den circadianen Rhythmus oder akute Stressreaktionen bedingt sind, ausgeglichen werden, was eine umfassendere Beurteilung des hormonellen Status ermöglicht.

Bei der Untersuchung von Steroidhormonen wie Kortisol spielt die 24-Stunden-Sammelurinprobe eine zentrale Rolle, insbesondere in der Diagnostik von Erkrankungen wie dem Cushing-Syndrom oder der Nebenniereninsuffizienz. Durch die Messung der gesamten über den Tag ausgeschiedenen Menge an freiem Kortisol im Urin können Hinweise auf eine Hyper- oder Hypofunktion der Nebennieren gewonnen werden. Diese Methode ist besonders nützlich, um subtile Störungen zu identifizieren, die bei einer einmaligen Blut- oder Speichelprobe möglicherweise übersehen werden könnten.

Auch bei der Analyse von Katecholaminen wie Adrenalin, Noradrenalin und ihren Metaboliten, beispielsweise Vanillinmandelsäure, ist die 24-Stunden-Sammelurinprobe ein entscheidendes diagnostisches Werkzeug. Diese Hormone, die eine wichtige Rolle in der Stressantwort und der Regulation des Herz-Kreislauf-Systems spielen, werden episodisch freigesetzt, was die Interpretation von Einzelmessungen erschwert. Die 24-Stunden-Sammlung ermöglicht es, diese Schwankungen zu mitteln und ein genaueres Bild der katecholaminergen Aktivität zu erhalten. Dies ist besonders wichtig bei der Diagnostik von Tumoren wie Phäochromozytomen, die eine übermäßige Produktion dieser Hormone verursachen.

Die 24-Stunden-Sammelurinprobe hat auch Vorteile in der Bewertung der Wirkung und Kontrolle von Hormontherapien. Sie bietet eine Möglichkeit, den Effekt verabreichter Hormone oder deren Vorläuferstoffe über einen längeren Zeitraum zu überwachen. Insbesondere bei Patienten, die mit Steroidhormonen oder Katecholamin-ähnlichen Substanzen behandelt werden, kann diese Methode helfen, die Therapie optimal anzupassen und unerwünschte Nebenwirkungen durch Über- oder Unterdosierung zu vermeiden.

Obwohl die Methode als zuverlässig und aussagekräftig gilt, ist sie nicht ohne Herausforderungen. Die korrekte Sammlung des Urins über 24 Stunden erfordert eine hohe Compliance der Patienten. Fehlerhafte Probenentnahmen oder unvollständige Sammlungen können die Ergebnisse verfälschen. Dennoch bleibt diese Methode, insbesondere in der Endokrinologie, ein wichtiges diagnostisches Instrument, da sie einen umfassenden Einblick in die hormonelle Aktivität des Körpers ermöglicht.

Bildgebung

Bildgebende Verfahren wie Ultraschall, Computertomografie (CT), Magnetresonanztomografie (MRT) und Szintigrafie sind zentrale diagnostische Werkzeuge zur Erkennung struktureller Anomalien in hormonproduzierenden Organen. Diese Methoden ergänzen biochemische Analysen und ermöglichen eine präzise Lokalisation und Charakterisierung von Veränderungen, die hormonelle Dysbalancen verursachen können, wie beispielsweise Tumoren oder andere pathologische Prozesse.

Der **Ultraschall** wird häufig als Erstlinientest eingesetzt, insbesondere bei der Untersuchung der Schilddrüse. Er bietet eine nicht-invasive und strahlenfreie Möglichkeit, die Größe, Struktur und eventuelle Knoten der Schilddrüse zu beurteilen. Mit modernen hochauflösenden Geräten können selbst kleine Läsionen entdeckt und hinsichtlich ihrer echogen Eigenschaften beurteilt werden, was Hinweise auf ihre Gut- oder Bösartigkeit geben kann. Zusätzlich kann mithilfe der Doppler-Sonografie die Durchblutung von Schilddrüsenknoten oder anderen verdächtigen Geweben analysiert werden.

Die **Computertomografie (CT)** spielt eine wichtige Rolle bei der Beurteilung hormonproduzierender Organe wie der Nebennieren. Sie ermöglicht detaillierte Querschnittsbilder, die hilfreich sind, um Tumoren, Zysten oder andere Veränderungen zu identifizieren. Die CT ist besonders nützlich bei der Abklärung von Nebennierenadenomen oder -karzinomen, da sie die Größe, Dichte und morphologische Eigenschaften von Läsionen präzise darstellen kann. Zudem wird sie häufig bei der Staging-Diagnostik von Tumoren eingesetzt, um mögliche Metastasen zu erkennen.

Die **Magnetresonanztomografie (MRT)** ist ein weiteres hochspezialisiertes Verfahren, das sich besonders bei der Untersuchung der Hypophyse bewährt hat. Da die Hypophyse ein kleines, aber extrem wichtiges hormonproduzierendes Organ im Schädel ist, bietet die MRT mit ihrer exzellenten Weichteildarstellung die Möglichkeit, Mikroadenome oder andere strukturelle Anomalien darzustellen, die mit hormonellen Dysfunktionen wie Akromegalie, Morbus Cushing oder Prolaktin Omen in Verbindung stehen. Im Vergleich zur CT hat die MRT den Vorteil, dass sie ohne ionisierende Strahlung auskommt, was sie für wiederholte Untersuchungen geeignet macht.

Die **Szintigrafie** ist ein funktionelles bildgebendes Verfahren, das vor allem in der Endokrinologie Anwendung findet. Bei der Schilddrüse wird sie verwendet, um sogenannte „heiße" oder „kalte" Knoten zu identifizieren, was entscheidend für die Differenzierung zwischen gutartigen und potenziell bösartigen Läsionen ist. In der Nebennierendiagnostik kann die Szintigrafie eingesetzt werden, um funktionelle Tumoren wie Phäochromozytome oder hormonaktive Adenome zu lokalisieren. Sie bietet den Vorteil, nicht nur die Struktur, sondern auch die Funktion der Organe zu bewerten, was bei der Planung einer Therapie besonders wichtig ist.

Diese bildgebenden Verfahren stellen unverzichtbare Bausteine in der Diagnostik von Erkrankungen hormonproduzierender Organe dar. Sie liefern detaillierte Informationen über die Anatomie und Funktion dieser Organe und ermöglichen so eine präzise Diagnosestellung. Durch ihre Anwendung können strukturelle Anomalien wie Tumoren, Zysten oder Hyperplasien effektiv erkannt und die Grundlage für weiterführende therapeutische Entscheidungen geschaffen werden.

Typische Symptome und deren Interpretation

Hormonelle Störungen äußern sich oft in unspezifischen Symptomen, die eine sorgfältige klinische Bewertung erfordern. Beispiele für typische Symptome und deren hormonelle Ursachen sind die folgenden.

Erschöpfung und Gewichtszunahme

Erschöpfung und Gewichtszunahme sind häufig unspezifische Symptome, die jedoch auf ernsthafte endokrine Störungen wie Hypothyreose oder Nebenniereninsuffizienz hinweisen können. Beide Erkrankungen sind durch eine gestörte hormonelle Regulation gekennzeichnet, die erhebliche Auswirkungen auf den gesamten Stoffwechsel, die Energieproduktion und das allgemeine Wohlbefinden haben kann.

Die Hypothyreose, eine Unterfunktion der Schilddrüse, ist eine der häufigsten Ursachen für diese Symptomkombination. Sie entsteht durch eine verminderte Produktion der Schilddrüsenhormone T3 (Trijodthyronin) und T4 (Thyroxin), die eine zentrale Rolle bei der Regulation des Energiestoffwechsels, der Wärmeerzeugung und der Funktion nahezu aller Organsysteme spielen. Ein Mangel an diesen Hormonen führt zu einer Verlangsamung des Stoffwechsels, was sich in Form von

Gewichtszunahme äußern kann, selbst bei unverändertem oder vermindertem Kalorienkonsum. Erschöpfung tritt auf, weil der Körper weniger Energie zur Verfügung hat, was sowohl körperliche als auch geistige Aktivitäten beeinträchtigt. Weitere begleitende Symptome können Kälteempfindlichkeit, trockene Haut, Haarausfall, Verstopfung und depressive Verstimmungen sein. Die labordiagnostische Bestätigung erfolgt durch die Bestimmung des Thyreoidea-stimulierenden Hormons (TSH) sowie der freien Schilddrüsenhormone fT3 und fT4. Ein erhöhter TSH-Wert bei gleichzeitig erniedrigtem fT3 und/oder fT4 deutet auf eine primäre Hypothyreose hin, während eine zentrale Ursache, etwa eine Hypophysenstörung, durch andere spezifische Konstellationen vermutet werden kann.

Die Nebenniereninsuffizienz, die entweder primär (Morbus Addison) oder sekundär (hypophysär bedingt) auftreten kann, ist eine weitere mögliche Ursache für Erschöpfung und Gewichtszunahme. Bei dieser Erkrankung ist die Produktion von Kortisol, einem wichtigen Stresshormon der Nebennierenrinde, unzureichend. Kortisol ist wesentlich an der Regulation von Stoffwechselprozessen, der Immunantwort und der Stressbewältigung beteiligt. Ein Mangel führt zu einer allgemeinen körperlichen Schwäche und chronischer Müdigkeit, da der Körper nicht in der Lage ist, auf körperliche oder psychische Belastungen angemessen zu reagieren. Gewichtszunahme ist hierbei oft eine Folge sekundärer Prozesse, wie einer verstärkten Wassereinlagerung durch begleitende Elektrolytstörungen oder einer verminderten Mobilisation von Fettsäuren und Glukose aus Energiespeichern. Zusätzlich können Symptome wie niedriger Blutdruck, Salzhunger, Hyperpigmentierungen der Haut und gastrointestinale Beschwerden auftreten. Die Diagnose wird durch die Messung des morgendlichen Serumkortisols und, bei Bedarf, durch einen ACTH-Stimulationstest bestätigt. Ein erniedrigter Kortisolspiegel in Kombination mit einem erhöhten ACTH-Wert weist auf eine primäre Nebenniereninsuffizienz hin, während ein normaler oder niedriger ACTH-Wert auf eine sekundäre Ursache schließen lässt.

Eine labordiagnostische Abklärung ist hier essenziell, um die zugrunde liegende Ursache für die Symptome zu identifizieren und eine gezielte Therapie einzuleiten. Während die Hypothyreose in der Regel mit einer Substitution von Schilddrüsenhormonen wie Levothyroxin behandelt wird, erfordert die Nebenniereninsuffizienz die Gabe von Glukokortikoiden und in einigen Fällen von Mineralokortikoiden. Eine frühzeitige Diagnose und Therapie sind entscheidend, um die Symptome zu lindern und langfristige Komplikationen zu vermeiden.

Ungewollte Gewichtsabnahme, Nervosität und Herzrasen

Ungewollte Gewichtsabnahme, Nervosität und Herzrasen sind klassische Symptome einer Hyperthyreose, einer Überfunktion der Schilddrüse, bei der eine übermäßige Produktion der Schilddrüsenhormone Trijodthyronin (T3) und Thyroxin (T4) vorliegt. Diese Hormone spielen eine zentrale Rolle bei der Regulation des

Stoffwechsels, der Herzfunktion und der Aktivität des Nervensystems. Ein Überschuss führt zu einer Beschleunigung dieser Prozesse, was sich in den genannten Symptomen äußert.

Die ungewollte Gewichtsabnahme tritt auf, obwohl die Nahrungsaufnahme oft unverändert oder sogar erhöht ist. Dies liegt an der gesteigerten Stoffwechselaktivität, die zu einem erhöhten Energieverbrauch führt. Der Körper verbrennt Fettreserven und oft auch Muskelmasse, um den erhöhten Energiebedarf zu decken. Zusätzlich wird die Thermogenese gesteigert, was zu einer erhöhten Wärmeproduktion und einer weiteren Kalorienverbrennung beiträgt.

Die Nervosität und innere Unruhe sind Folge der Überstimulation des sympathischen Nervensystems durch die Schilddrüsenhormone. Betroffene berichten häufig von einer erhöhten Reizbarkeit, Schlafstörungen und einer allgemeinen Unfähigkeit, sich zu entspannen. Diese Symptome können die Lebensqualität erheblich beeinträchtigen und sind oft der Grund, warum Patienten medizinischen Rat suchen.

Das Herzrasen, medizinisch als Tachykardie bezeichnet, entsteht durch die direkte Wirkung der Schilddrüsenhormone auf das Herz-Kreislauf-System. Sie erhöhen die Herzfrequenz, verstärken die Kontraktilität des Herzmuskels und können zu Herzrhythmusstörungen wie Vorhofflimmern führen. Diese Effekte erhöhen den Sauerstoff- und Energiebedarf des Herzens und können langfristig zu einer Herzinsuffizienz führen, wenn die Hyperthyreose nicht behandelt wird.

Die labordiagnostische Bestätigung erfolgt durch die Messung der Schilddrüsenhormone T3 und T4 sowie des Thyreoidea-stimulierenden Hormons (TSH). Charakteristisch für eine Hyperthyreose sind erhöhte Werte von T3 und T4 in Kombination mit einem supprimierten TSH-Wert. Dies ist ein Ausdruck der negativen Rückkopplung: Die hohen Hormonspiegel unterdrücken die Freisetzung von TSH durch die Hypophyse. Zur weiteren Abklärung der Ursache kann die Bestimmung von Schilddrüsenautoantikörpern, wie TRAK (TSH-Rezeptor-Antikörper), hilfreich sein. Diese sind oft bei Morbus Basedow, der häufigsten Ursache der Hyperthyreose, erhöht. Bei Schilddrüsenknoten oder autonomer Adenome kann eine Szintigrafie der Schilddrüse zusätzliche Informationen liefern.

Die Behandlung der Hyperthyreose richtet sich nach der zugrunde liegenden Ursache. Optionen umfassen die medikamentöse Hemmung der Schilddrüsenhormonsynthese durch Thyreostatika wie Thiamazol oder Propylthiouracil, eine Radiojodtherapie oder eine chirurgische Entfernung der Schilddrüse. Symptomatische Maßnahmen wie die Gabe von Betablockern können zur Kontrolle der Herzfrequenz und zur Linderung nervöser Beschwerden beitragen. Eine frühzeitige Diagnose und Therapie sind entscheidend, um die Symptome zu lindern und schwerwiegende Komplikationen wie eine thyreotoxische Krise zu vermeiden.

Menstruationsstörungen und Unfruchtbarkeit

Menstruationsstörungen und Unfruchtbarkeit sind häufige Probleme, die oft auf eine Dysregulation der Sexualhormone zurückzuführen sind. Diese Hormone, insbesondere Östrogen, Progesteron, Luteinisierendes Hormon (LH) und Follikelstimulierendes Hormon (FSH), sind essenziell für den weiblichen Zyklus und die Reproduktionsfähigkeit. Eine Störung im hormonellen Gleichgewicht kann die normale Funktion der Eierstöcke und die Regulation des Menstruationszyklus erheblich beeinträchtigen.

Eine Dysregulation der Sexualhormone kann sich auf verschiedene Weise äußern. Bei Östrogen- und Progesteronmangel können unregelmäßige oder ausbleibende Menstruationsblutungen auftreten. Eine Überproduktion von Östrogen, oft begleitet von einem Mangel an Progesteron, kann hingegen zu übermäßig starken oder verlängerten Blutungen führen. Störungen in der Sekretion von LH und FSH, die aus der Hypophyse freigesetzt werden, können den Eisprung verhindern oder verzögern, was die Fruchtbarkeit stark einschränkt.

Ein häufiges Syndrom, das mit Menstruationsstörungen und Unfruchtbarkeit assoziiert ist, ist das Polyzystische Ovarialsyndrom (PCOS). PCOS ist eine komplexe endokrine Störung, die durch eine Überproduktion von Androgenen (männlichen Hormonen), Insulinresistenz und eine gestörte Follikelreifung in den Eierstöcken gekennzeichnet ist. Typische Symptome sind unregelmäßige oder ausbleibende Menstruationszyklen, anovulatorische Zyklen (fehlender Eisprung), Gewichtszunahme, Akne und vermehrtes Körperhaarwachstum (Hirsutismus). Die ovarielle Dysfunktion führt zu einer Ansammlung unreifer Follikel in den Eierstöcken, die im Ultraschall als sogenannte „Zysten" sichtbar sind.

Die Diagnostik von Menstruationsstörungen und Unfruchtbarkeit beginnt mit einer ausführlichen Anamnese und einer körperlichen Untersuchung, gefolgt von einer labordiagnostischen Analyse der relevanten Hormonwerte. Dazu gehören die Bestimmung von Östrogen, Progesteron, LH, FSH, Prolaktin und Androgenen wie Testosteron sowie die Schilddrüsenhormone TSH und fT4, da auch eine Schilddrüsendysfunktion ähnliche Symptome hervorrufen kann. Ein erhöhter LH/FSH-Quotient kann auf PCOS hinweisen, während erhöhte Prolaktinwerte auf eine Hyperprolaktinämie als Ursache der Zyklusstörungen hindeuten können. Eine Insulinresistenz, die oft bei PCOS vorliegt, wird durch die Messung des Nüchterninsulins und des Glukosespiegels oder durch einen oralen Glukosetoleranztest festgestellt.

Zusätzlich zur Labordiagnostik liefert die bildgebende Diagnostik, insbesondere die transvaginale Sonografie, wichtige Informationen. Sie kann die Struktur der Eierstöcke beurteilen und typische Merkmale von PCOS, wie vergrößerte Ovarien mit multiplen kleinen Zysten, identifizieren. Bei Verdacht auf andere strukturelle Anomalien wie Uterusmyome oder Endometriose kann eine erweiterte bildgebende Diagnostik oder eine diagnostische Laparoskopie erforderlich sein.

Die Behandlung richtet sich nach der zugrunde liegenden Ursache und den individuellen Bedürfnissen der Patientin. Bei PCOS stehen Lebensstiländerungen wie Gewichtsreduktion und regelmäßige körperliche Aktivität im Vordergrund, da sie die Insulinresistenz und den hormonellen Zustand verbessern können. Medikamentöse Optionen umfassen die Gabe von Metformin zur Verbesserung der Insulinresistenz und die Anwendung von Ovulationsinduktoren wie Clomifen oder Letrozol, um den Eisprung zu fördern. Für Frauen, die keine Schwangerschaft anstreben, kann eine hormonelle Kontrazeption mit kombinierten oralen Kontrazeptiva helfen, den Zyklus zu regulieren und Hyperandrogenismus-Symptome zu lindern.

In Fällen, die durch andere hormonelle Dysregulationen verursacht werden, ist eine spezifische Therapie erforderlich, wie beispielsweise eine Hormonsubstitution bei Hypogonadismus oder eine medikamentöse Hemmung der Prolaktinsekretion bei Hyperprolaktinämie. Eine sorgfältige Diagnostik und individuell angepasste Therapie sind entscheidend, um die Symptome zu lindern und die Fruchtbarkeit, wenn gewünscht, wiederherzustellen.

Knochenbrüche und Muskelschwäche

Knochenbrüche und Muskelschwäche können auf hormonell bedingte Störungen hinweisen, die den Knochenstoffwechsel und die Muskelkraft beeinträchtigen. Zu den häufigsten Ursachen zählen eine hormonelle Osteoporose durch Östrogenmangel, insbesondere in der Menopause, sowie Hyperparathyreoidismus, der durch eine übermäßige Produktion von Parathormon (PTH) charakterisiert ist.

Eine hormonelle Osteoporose entsteht häufig infolge eines Östrogenmangels, wie er in der Menopause auftritt. Östrogen spielt eine zentrale Rolle im Knochenstoffwechsel, da es den Abbau von Knochengewebe durch Osteoklasten hemmt und die Neubildung durch Osteoblasten fördert. Ein Mangel an Östrogen führt zu einem Ungleichgewicht zwischen Knochenabbau und -aufbau, wobei der Abbau überwiegt. Die daraus resultierende Abnahme der Knochendichte erhöht das Risiko für Frakturen, insbesondere an Wirbelsäule, Hüfte und Handgelenken. Klinisch manifestiert sich dies oft in Form von spontanen oder geringfügig traumatischen Knochenbrüchen. Muskelschwäche tritt häufig begleitend auf, da der Östrogenmangel auch den Muskelstoffwechsel negativ beeinflussen kann, was die Sturzgefahr und somit das Risiko für Knochenbrüche zusätzlich erhöht.

Der Hyperparathyreoidismus, eine Überfunktion der Nebenschilddrüsen, ist eine weitere bedeutende Ursache für Knochenbrüche und Muskelschwäche. Diese

Erkrankung führt zu einer übermäßigen Sekretion von Parathormon, das den Kalziumspiegel im Blut reguliert. Chronisch erhöhte PTH-Werte fördern den Abbau von Knochengewebe, um Kalzium aus den Knochen ins Blut freizusetzen. Dies führt zu einer Reduktion der Knochendichte und einer Schwächung der Knochenstruktur, die Frakturen begünstigt. Zusätzlich kann der gestörte Kalziumstoffwechsel zu Muskelschwäche führen, da Kalzium essenziell für die Muskelkontraktion ist. Patienten mit Hyperparathyreoidismus klagen häufig über generalisierte Muskelschwäche, Müdigkeit und diffuse Knochenschmerzen.

Die Diagnostik dieser Zustände erfordert eine sorgfältige labordiagnostische und bildgebende Abklärung. Bei Verdacht auf eine hormonelle Osteoporose wird die Knochendichte mittels Dual-Röntgen-Absorptiometrie (DXA) gemessen. Ergänzend sollten die Serumspiegel von Kalzium, Vitamin D und Parathormon überprüft werden, um eine sekundäre Osteoporose durch beispielsweise Vitamin-D-Mangel oder Hyperparathyreoidismus auszuschließen. Ein Östrogenmangel kann durch die Bestimmung der Geschlechtshormone, wie Estradiol und FSH, festgestellt werden, insbesondere bei postmenopausalen Frauen.

Im Falle eines Hyperparathyreoidismus sind erhöhte Serumkalziumspiegel und erhöhte PTH-Werte charakteristisch. Eine Bildgebung, wie eine Ultraschalluntersuchung oder Szintigrafie der Nebenschilddrüsen, kann erforderlich sein, um eine vergrößerte oder adenomatöse Nebenschilddrüse zu identifizieren. In fortgeschrittenen Fällen können Röntgenaufnahmen typische osteolytische Veränderungen, sogenannte „braune Tumoren", zeigen.

Die Therapie richtet sich nach der zugrunde liegenden Ursache. Bei hormoneller Osteoporose steht die Prävention und Behandlung des Knochenabbaus im Vordergrund. Dies kann durch eine Hormonersatztherapie mit Östrogenen oder selektiven Östrogenrezeptormodulatoren (SERMs) erfolgen. Zusätzlich werden häufig Bisphosphonate oder Denosumab eingesetzt, um die Osteoklastenaktivität zu hemmen. Eine ausreichende Zufuhr von Kalzium und Vitamin D ist essenziell. Regelmäßige körperliche Aktivität, insbesondere Krafttraining, kann den Knochenabbau verlangsamen und die Muskelfunktion verbessern.

Beim Hyperparathyreoidismus ist die Behandlung oft chirurgisch, insbesondere bei primärer Erkrankung durch ein Nebenschilddrüsenadenom. In milden Fällen oder wenn eine Operation nicht möglich ist, können konservative Maßnahmen wie eine Optimierung des Vitamin-D- und Kalziumhaushalts sowie die Gabe von Calcimimetika zur Reduktion des PTH-Spiegels eingesetzt werden.

Bluthochdruck und Elektrolytstörungen

Bluthochdruck und Elektrolytstörungen sind häufige Symptome, die auf endokrine Störungen wie einen

Aldosteronüberschuss (Conn-Syndrom) oder eine Kortisolüberproduktion (Cushing-Syndrom) hinweisen können. Beide Erkrankungen betreffen die hormonelle Regulation des Flüssigkeits- und Elektrolythaushalts und haben tiefgreifende Auswirkungen auf das kardiovaskuläre System.

Das **Conn-Syndrom**, auch als primärer Hyperaldosteronismus bezeichnet, ist durch eine übermäßige Produktion des Hormons Aldosteron in der Nebennierenrinde gekennzeichnet. Aldosteron fördert die Rückresorption von Natrium und Wasser sowie die Ausscheidung von Kalium in den Nieren. Ein Überschuss führt zu einer erhöhten Natrium- und Wasserretention, was zu Hypertonie (Bluthochdruck) führt. Gleichzeitig wird vermehrt Kalium ausgeschieden, was eine Hypokaliämie verursacht. Diese Elektrolytstörung kann zu Symptomen wie Muskelschwäche, Müdigkeit, Herzrhythmusstörungen und in schweren Fällen zu einer metabolischen Alkalose führen. Der Bluthochdruck beim Conn-Syndrom ist oft therapieresistent und tritt bereits in jungen Jahren auf, was den Verdacht auf diese Ursache lenken sollte.

Die Diagnostik des Conn-Syndroms umfasst die Messung des Aldosteron-Renin-Quotienten (ARQ), da ein erhöhter ARQ charakteristisch für diese Erkrankung ist. Weitere Tests, wie der Kochsalzbelastungstest oder die Bestimmung des Serumkaliums, können die Diagnose untermauern. Bildgebende Verfahren wie die Computertomografie (CT) oder Magnetresonanztomografie (MRT) der Nebennieren werden verwendet, um

Adenome oder Hyperplasien zu identifizieren. Zur Differenzierung zwischen einseitiger und beidseitiger Aldosteronproduktion kann eine selektive Nebennierenvenenkatheterisierung erforderlich sein.

Das **Cushing-Syndrom** ist durch eine übermäßige Produktion von Kortisol gekennzeichnet, die entweder endogen, z. B. durch ein Nebennierenadenom oder eine Hypophysenerkrankung (Morbus Cushing), oder exogen, z. B. durch langfristige Einnahme von Glukokortikoiden, verursacht wird. Kortisol hat eine mineralokortikoide Wirkung und kann ebenfalls zu Bluthochdruck führen, indem es die Wirkung von Aldosteron im Renin-Angiotensin-Aldosteron-System verstärkt. Darüber hinaus beeinflusst Kortisol den Glukose- und Proteinstoffwechsel, was zu weiteren Symptomen wie Gewichtszunahme, zentraler Fettverteilung, Muskelschwäche und diabetischen Stoffwechsellagen führen kann. Elektrolytstörungen wie Hypokaliämie treten auch hier durch eine vermehrte Kaliumausscheidung auf.

Die Diagnostik des Cushing-Syndroms umfasst die Messung des morgendlichen Serumkortisols, des freien Kortisols im 24-Stunden-Sammelurin und den Dexamethason-Hemmtest. Ein erhöhter Kortisolspiegel trotz Hemmtest spricht für ein endogenes Cushing-Syndrom. Zur Lokalisation der Ursache werden zusätzliche Tests wie ACTH-Messungen, ein CRH-Stimulationstest oder bildgebende Verfahren wie MRT der Hypophyse oder CT der Nebennieren durchgeführt.

Die Behandlung dieser Störungen richtet sich nach der zugrunde liegenden Ursache. Beim Conn-Syndrom wird ein Adenom in der Regel chirurgisch entfernt, während bei beidseitiger Hyperplasie medikamentöse Therapien, z. B. mit Aldosteronantagonisten wie Spironolacton oder Eplerenon, eingesetzt werden. Beim Cushing-Syndrom ist eine chirurgische Entfernung des hormonproduzierenden Tumors, z. B. einer Nebennierenrindenläsion oder eines Hypophysenadenoms, die primäre Therapieoption. Bei exogenem Cushing-Syndrom ist eine schrittweise Reduktion der Glukokortikoiddosis notwendig.

Eine frühzeitige Diagnose und Behandlung sind entscheidend, da unbehandelter Bluthochdruck und Elektrolytstörungen schwerwiegende Komplikationen wie Herz-Kreislauf-Erkrankungen, Nierenschäden und metabolische Entgleisungen verursachen können. Die interdisziplinäre Zusammenarbeit zwischen Endokrinologie, Nephrologie und Kardiologie ist oft notwendig, um die beste Versorgung der Patienten sicherzustellen.

Rolle der Genetik und epigenetischen Faktoren

Genetische Faktoren spielen eine bedeutende Rolle bei hormonellen Störungen. Mutationen oder Polymorphismen in Genen, die für Hormonproduktion, -metabolismus oder -rezeptoren verantwortlich sind, können zu endokrinen Erkrankungen führen. Beispiele hierfür sind:

Monogene Erkrankungen

Monogene Erkrankungen, die durch Mutationen in spezifischen Genen verursacht werden, können seltene, aber schwerwiegende Hormonstörungen auslösen. Zwei gut untersuchte Beispiele sind das **Multiple endokrine Neoplasie-Syndrom (MEN)** und das **adrenogenitale Syndrom (AGS)**. Beide Erkrankungen zeigen, wie eine einzige genetische Veränderung tiefgreifende Auswirkungen auf den Hormonhaushalt und die Funktion endokriner Organe haben kann.

Das **Multiple endokrine Neoplasie-Syndrom (MEN)** umfasst eine Gruppe von genetischen Erkrankungen, die durch Mutationen im RET-Gen (MEN Typ 2) oder seltener im MEN1-Gen (MEN Typ 1) verursacht werden. MEN ist gekennzeichnet durch die gleichzeitige oder sukzessive Entwicklung von Tumoren in mehreren hormonproduzierenden Organen. Bei MEN Typ 2, das durch eine aktivierende Mutation im RET-Protoonkogen hervorgerufen wird, treten typischerweise medulläre Schilddrüsenkarzinome, Phäochromozytome und parathyreoidale Hyperplasien auf. Die medullären Schilddrüsenkarzinome produzieren häufig Calcitonin, was diagnostisch genutzt wird. Beim Phäochromozytom kann die übermäßige Produktion von Katecholaminen zu Bluthochdruck und anderen kardiovaskulären Symptomen führen. MEN Typ 1, das durch eine Mutation im MEN1-Gen verursacht wird, führt oft zu Tumoren in der Hypophyse, den Nebenschilddrüsen und dem Pankreas. Die klinischen Manifestationen reichen von

Hyperkalzämie durch primären Hyperparathyreoidismus bis hin zu hormonproduzierenden Tumoren, wie insulinproduzierenden Insulinomen oder gastrinproduzierenden Gastrinomen.

Das **adrenogenitale Syndrom (AGS)** ist eine Gruppe von autosomal-rezessiven Störungen, die durch Mutationen in Genen verursacht werden, die für Enzyme der Steroidsynthese in der Nebennierenrinde kodieren. Die häufigste Form des AGS resultiert aus einer Mutation im CYP21A2-Gen, das für die 21-Hydroxylase kodiert. Dieser Enzymdefekt führt zu einem verminderten Kortisol- und Aldosteronspiegel und einer kompensatorischen Erhöhung von ACTH, was eine Überproduktion von Vorläufersteroiden, insbesondere Androgenen, verursacht. Klinisch manifestiert sich das AGS in der klassischen Form oft bereits bei Neugeborenen mit Salzverlustkrisen, Pseudohyperandrogenismus oder abnormer Genitalentwicklung bei weiblichen Patienten. Bei der nicht-klassischen, milderen Form können Symptome wie Hirsutismus, Zyklusstörungen oder Infertilität erst später im Leben auftreten.

Die Diagnostik monogener Hormonstörungen umfasst eine Kombination aus klinischen Beobachtungen, biochemischen Tests und genetischen Analysen. Beim MEN-Syndrom wird die Mutation im RET- oder MEN1-Gen durch Gentests nachgewiesen, was auch eine frühzeitige Identifikation asymptomatischer Träger ermöglicht. Regelmäßige Screeninguntersuchungen wie Calcitoninmessung oder Bildgebung der Nebennieren und

Parathyreoidea sind essenziell, um Tumoren frühzeitig zu erkennen. Beim AGS erfolgt die Diagnosestellung durch die Messung von 17-Hydroxyprogesteron im Serum, ergänzt durch genetische Tests, um den spezifischen Enzymdefekt zu identifizieren.

Die Therapie richtet sich nach der spezifischen Erkrankung. Beim MEN-Syndrom ist die chirurgische Entfernung betroffener Tumoren die wichtigste Behandlungsmaßnahme. Eine prophylaktische Thyreoidektomie wird bei MEN Typ 2 häufig empfohlen, um ein medulläres Schilddrüsenkarzinom zu verhindern. Beim AGS ist die lebenslange Substitution von Glukokortikoiden notwendig, um die ACTH-Überproduktion zu unterdrücken und den Androgenüberschuss zu kontrollieren. Bei der klassischen Form ist zusätzlich eine Mineralokortikoidsubstitution erforderlich, um den Salzverlust auszugleichen.

Die frühzeitige Diagnose und Behandlung sind entscheidend, um Komplikationen zu verhindern und die Lebensqualität der Betroffenen zu verbessern. Gentests bieten zudem die Möglichkeit, Angehörige zu untersuchen, genetische Beratungen anzubieten und präventive Maßnahmen einzuleiten. Monogene Erkrankungen wie MEN und AGS unterstreichen die Bedeutung der genetischen Diagnostik in der Endokrinologie und personalisierten Medizin.

Polygene Einflüsse

Polygene Einflüsse spielen eine zentrale Rolle bei der Entstehung häufiger hormoneller Erkrankungen wie Typ-2-Diabetes mellitus und Schilddrüsenerkrankungen. Diese Krankheiten sind multifaktoriell bedingt und resultieren aus einem komplexen Zusammenspiel genetischer Prädispositionen und Umweltfaktoren. Im Gegensatz zu monogenen Erkrankungen, bei denen eine Mutation in einem einzelnen Gen die Krankheit auslöst, beruhen polygene Erkrankungen auf der Beteiligung vieler genetischer Varianten, die jeweils einen geringen Effekt auf das Krankheitsrisiko haben, aber in Kombination mit anderen Faktoren die Erkrankungswahrscheinlichkeit erheblich erhöhen können.

Beim **Typ-2-Diabetes mellitus** sind polygene Einflüsse besonders gut dokumentiert. Genetische Varianten in Genen wie TCF7L2, FTO, PPARG und KCNJ11 tragen zum erhöhten Risiko bei, indem sie Prozesse wie die Insulinsekretion, die Insulinresistenz und den Glukosestoffwechsel beeinflussen. Die genetische Prädisposition erklärt jedoch nur einen Teil des Risikos, da Umweltfaktoren wie eine ungesunde Ernährung, Bewegungsmangel, Adipositas und chronischer Stress ebenfalls maßgeblich beitragen. Die Interaktion zwischen genetischen Faktoren und Umweltbedingungen führt dazu, dass sich die Krankheit oft erst im späteren Leben manifestiert, wenn kumulative Effekte der Risikofaktoren eine Schwelle überschreiten. Moderne Ansätze wie Genome-Wide Association Studies (GWAS) haben zahlreiche genetische Varianten identifiziert, die mit Typ-2-Diabetes assoziiert sind. Diese Erkenntnisse ermöglichen eine personalisierte Medizin, in der genetische Risikoprofile für präventive Strategien und therapeutische Entscheidungen genutzt werden können.

Schilddrüsenerkrankungen, wie die **Autoimmunthyreoiditis Hashimoto** oder der **Morbus Basedow**, sind ebenfalls häufig durch polygene Einflüsse gekennzeichnet. Genetische Varianten in Immunregulationsgenen, wie HLA-DR3, PTPN22 und CTLA4, erhöhen die Anfälligkeit für diese Autoimmunerkrankungen. Sie führen zu einer Fehlregulation des Immunsystems, die eine Entzündung und Zerstörung der Schilddrüsengewebe (bei Hashimoto) oder eine Überproduktion von Schilddrüsenhormonen (bei Morbus Basedow) verursacht. Umweltfaktoren wie Jodmangel oder -überschuss, Rauchen, Stress und Infektionen können als Auslöser oder Verstärker dieser Prozesse wirken. Frauen sind aufgrund hormoneller Einflüsse und genetischer Prädispositionen deutlich häufiger betroffen als Männer.

Die Diagnostik bei Erkrankungen mit polygenen Einflüssen kombiniert klinische, biochemische und genetische Ansätze. Beim Typ-2-Diabetes umfasst dies die Messung von Blutzucker- und HbA1c-Werten sowie die Erfassung des individuellen Risikoprofils durch Anamnese, Körpergewicht und Lebensstilfaktoren. Bei Schilddrüsenerkrankungen werden die Schilddrüsenfunktion (TSH, fT3, fT4) und spezifische Autoantikörper (z. B. TPO-AK, TRAK) bestimmt, um Autoimmunprozesse zu identifizieren. Genetische Tests können in der Forschung oder bei speziellen Fragestellungen, wie der Risikoabschätzung bei familiärer Belastung, hilfreich sein.

Die Therapieansätze berücksichtigen sowohl die genetische Prädisposition als auch die modifizierbaren Umweltfaktoren. Beim Typ-2-Diabetes stehen Lebensstiländerungen wie eine ausgewogene Ernährung, regelmäßige körperliche Aktivität und Gewichtsreduktion im Vordergrund. Medikamentöse Therapien, wie Metformin oder SGLT2-Inhibitoren, werden je nach individueller Stoffwechselsituation ergänzt. Bei Schilddrüsenerkrankungen zielen die Behandlungen auf die Normalisierung der Schilddrüsenfunktion ab, etwa durch Substitution von L-Thyroxin bei Hashimoto oder Thyreostatika und in schweren Fällen operative Maßnahmen bei Morbus Basedow.

Zusammenfassend zeigen polygene Einflüsse, dass viele hormonelle Erkrankungen nicht auf einzelne genetische Mutationen zurückzuführen sind, sondern durch ein Zusammenspiel zahlreicher genetischer und Umweltfaktoren entstehen. Diese Erkenntnisse ermöglichen einen ganzheitlichen Ansatz in der Prävention und Therapie, der genetische Prädispositionen und Lebensstilfaktoren gleichermaßen berücksichtigt. Fortschritte in der Genomik und der personalisierten Medizin bieten das Potenzial, das Krankheitsmanagement in Zukunft weiter zu verbessern.

Epigenetische Faktoren

Epigenetische Faktoren, wie DNA-Methylierung, Histonmodifikationen und die Wirkung nichtkodierender RNAs, spielen eine entscheidende Rolle in der Regulation hormonrelevanter Gene und damit in der Entwicklung und Funktion des endokrinen Systems. Diese Modifikationen beeinflussen, ob und wie Gene exprimiert werden, ohne die zugrunde liegende DNA-Sequenz zu verändern. Da epigenetische Muster durch Umweltfaktoren wie Ernährung, Stress, Toxine oder sogar den Lebensstil beeinflusst werden können, stellen sie eine Schnittstelle zwischen Genetik und Umwelt dar, die insbesondere bei hormonellen Störungen mit spätem Beginn von Bedeutung ist, etwa bei Insulinresistenz oder hormonabhängigen Krebserkrankungen.

Die **DNA-Methylierung** ist eine häufige Form epigenetischer Regulation, bei der Methylgruppen an die DNA-Basen, insbesondere an Cytosin innerhalb CpG-Inseln, angehängt werden. Diese Modifikation führt in der Regel zu einer Herunterregulierung der Genexpression. In hormonrelevanten Genen kann eine abweichende Methylierung weitreichende Konsequenzen haben. Zum Beispiel kann eine hypermethylierte Promotorregion in insulinregulierenden Genen, wie dem Insulinrezeptorgen (INSR), die Insulinsensitivität beeinträchtigen und so zur Entwicklung einer Insulinresistenz beitragen, einem Vorläufer von Typ-2-Diabetes. Umweltfaktoren wie eine kalorienreiche Ernährung oder Bewegungsmangel können diese epigenetischen Veränderungen fördern und damit das Risiko für Stoffwechselerkrankungen erhöhen.

Histonmodifikationen wie Acetylierung, Methylierung oder Phosphorylierung verändern die Struktur der Chromatinfasern und beeinflussen dadurch die Zugänglichkeit der DNA für die Transkriptionsmaschinerie. Eine verstärkte Acetylierung der Histone führt zu einer Lockerung des Chromatins und fördert die Genexpression, während eine Histonmethylierung entweder aktivierend oder repressiv wirken kann, abhängig von der Position der Modifikation. Bei hormonabhängigen Krebserkrankungen wie Brust- oder Prostatakrebs können abnorme Histonmodifikationen die Expression von Genen, die an Zellwachstum und Differenzierung beteiligt sind, verändern. So werden beispielsweise Tumorsuppressorgene herunterreguliert, während Onkogene aktiviert werden, was das Tumorwachstum fördert.

Epigenetische Veränderungen sind oft reversibel, was sie zu einem vielversprechenden Ziel für therapeutische Interventionen macht. In der Krebsbehandlung werden bereits Medikamente wie DNA-Methyltransferase-Inhibitoren (z. B. Azacitidin) und Histon-Deacetylase-Inhibitoren (z. B. Vorinostat) eingesetzt, um die epigenetischen Muster zu normalisieren. Diese Ansätze könnten in Zukunft auch bei anderen hormonellen Störungen Anwendung finden, etwa durch Reaktivierung stillgelegter Gene in Stoffwechselstörungen.

Ein zentraler Aspekt epigenetischer Modifikationen ist ihre Übertragbarkeit auf nachfolgende Generationen.

Studien zeigen, dass epigenetische Muster, die durch Umweltfaktoren beeinflusst wurden, während der Entwicklung der Keimzellen teilweise vererbt werden können. Dies bedeutet, dass die Ernährung, der Stresslevel oder die Exposition gegenüber Toxinen einer Person die Gesundheit ihrer Nachkommen beeinflussen könnte. Dieser Mechanismus, bekannt als transgenerationale Epigenetik, könnte die steigende Prävalenz hormoneller Störungen in modernen Gesellschaften erklären.

Die Erforschung epigenetischer Faktoren eröffnet neue Perspektiven für die Prävention und Behandlung hormoneller Störungen. Durch gezielte Lebensstilinterventionen, wie eine ausgewogene Ernährung, Stressreduktion und den Verzicht auf toxische Substanzen, könnten epigenetische Veränderungen positiv beeinflusst und das Risiko für Erkrankungen wie Insulinresistenz oder hormonabhängige Krebserkrankungen gesenkt werden. In der Zukunft könnten epigenetische Marker auch als diagnostische Werkzeuge dienen, um das individuelle Risiko für bestimmte hormonelle Störungen zu bewerten und personalisierte Präventions- oder Therapieansätze zu entwickeln.

Arten von Hormonen in der Therapie

In der medizinischen Therapie werden Hormone eingesetzt, um hormonelle Ungleichgewichte auszugleichen, physiologische Prozesse zu modulieren oder spezifische Krankheiten zu behandeln. Die Arten von Hormonen, die in der Therapie verwendet werden, lassen sich in verschiedene Kategorien einteilen, je nach ihrer chemischen Struktur und Funktion.

Steroidhormone

Steroidhormone werden aus Cholesterin synthetisiert und zeichnen sich durch ihre lipophile Struktur aus, die ihnen erlaubt, Zellmembranen zu passieren und intrazellulär an Rezeptoren zu binden.

Östrogen und Progesteron

Östrogen und Progesteron sind essenzielle Sexualhormone, die eine zentrale Rolle im weiblichen Körper spielen und in verschiedenen medizinischen Kontexten eingesetzt werden. Sie werden häufig in der Hormonersatztherapie (Hormonersatztherapie), in oralen Kontrazeptiva und in der Fertilitätsmedizin verwendet, um hormonelle Prozesse zu regulieren und bestimmte Zustände zu behandeln.

In der **Hormonersatztherapie (Hormonersatztherapie)** werden Östrogen und Progesteron eingesetzt, um Symptome der Menopause zu lindern, die durch den natürlichen Rückgang der Hormonproduktion in den Eierstöcken entstehen. Zu den typischen Beschwerden gehören Hitzewallungen, Schlafstörungen, vaginale Trockenheit und Stimmungsschwankungen. Östrogen hilft, diese Symptome zu reduzieren, indem es die Hormonspiegel ausgleicht und die durch den Hormonmangel verursachten Veränderungen abmildert. Progesteron wird oft hinzugefügt, um das Risiko für eine Endometriumhyperplasie zu minimieren, die durch die alleinige Gabe von Östrogen entstehen kann. Darüber hinaus hat die Hormonersatztherapie einen positiven Effekt auf die Knochengesundheit, da Östrogen den Knochenabbau hemmt und somit das Risiko für Osteoporose und Frakturen reduziert. Trotz dieser Vorteile muss die Hormonersatztherapie sorgfältig abgewogen werden, da sie mit Risiken wie einem erhöhten Brustkrebs- und Thromboserisiko verbunden sein kann. Die Auswahl der Hormonpräparate, Dosierungen und die Dauer der Therapie sollten individuell an die Bedürfnisse und Gesundheitsrisiken der Patientin angepasst werden.

In **oralen Kontrazeptiva** sind Östrogen und Progesteron wesentliche Bestandteile, die in Kombination oder als reine Gestagenpräparate verwendet werden. Kombinierte orale Kontrazeptiva wirken durch die Hemmung des Eisprungs, die Verdickung des Zervixschleims und die Veränderung der Gebärmutterschleimhaut, was eine Befruchtung und Einnistung erschwert. Diese Präparate bieten nicht nur einen zuverlässigen Schutz vor ungewollten Schwangerschaften, sondern können auch hormonelle Beschwerden wie Dysmenorrhoe, Akne oder prämenstruelle Symptome lindern. Reine Gestagenpräparate, wie die Minipille, sind eine Alternative für Frauen, die Östrogene nicht vertragen oder für die Östrogene aus gesundheitlichen Gründen kontraindiziert sind, beispielsweise bei einem erhöhten Thromboserisiko.

In der **Fertilitätsmedizin** werden Östrogen und Progesteron gezielt eingesetzt, um den Menstruationszyklus zu regulieren und die Gebärmutter auf eine mögliche Schwangerschaft vorzubereiten. Östrogen unterstützt den Aufbau der Gebärmutterschleimhaut (Endometrium), während Progesteron nach dem Eisprung die Schleimhaut stabilisiert und auf die Einnistung einer befruchteten Eizelle vorbereitet. In assistierten Reproduktionstechnologien wie der In-vitro-Fertilisation (IVF) wird Progesteron häufig in der Lutealphase supplementiert, um die Gebärmutterschleimhaut optimal für die Implantation der Embryonen vorzubereiten und eine frühe Schwangerschaft zu unterstützen. Bei Frauen mit Hormonstörungen, die den Menstruationszyklus beeinträchtigen, kann die Gabe dieser Hormone die Chancen auf eine erfolgreiche Schwangerschaft erhöhen.

Zusätzlich zu diesen Anwendungen spielen Östrogen und Progesteron auch in anderen medizinischen Bereichen eine Rolle. Beispielsweise werden sie in der Behandlung von hormonabhängigen Erkrankungen wie Endometriose oder dem polyzystischen Ovarialsyndrom (PCOS) verwendet, um den Hormonhaushalt zu regulieren und Symptome zu lindern.

Insgesamt sind Östrogen und Progesteron unverzichtbare Hormone in der Frauenheilkunde und der Endokrinologie. Ihre vielseitige Anwendung erfordert jedoch eine sorgfältige Abwägung von Nutzen und Risiken, da sie, je nach Patientin und Indikation, unterschiedliche Nebenwirkungen oder Langzeitfolgen haben können.

Fortschritte in der personalisierten Medizin ermöglichen es, Therapien immer genauer auf die individuellen Bedürfnisse und Gesundheitsprofile von Frauen abzustimmen.

Testosteron

Testosteron ist das primäre männliche Sexualhormon, das sowohl bei Männern als auch bei Frauen eine wichtige Rolle für die körperliche und psychische Gesundheit spielt. In der medizinischen Praxis wird Testosteron vor allem in der Behandlung von männlichem Hypogonadismus und in der Hormonersatztherapie für Transgender-Männer eingesetzt.

Beim **Hypogonadismus**, einer Erkrankung, bei der die Hoden unzureichend Testosteron produzieren, kann ein Mangel an diesem Hormon zu einer Vielzahl von Symptomen führen, darunter reduzierte Muskelmasse, verminderte Knochendichte, Libidoverlust, erektile Dysfunktion, Erschöpfung und depressive Verstimmungen. Die Ursachen für Hypogonadismus können primär (z. B. durch Hodeninsuffizienz) oder sekundär (z. B. durch Störungen der Hypothalamus-Hypophysen-Achse) sein. Die Diagnose wird durch die Messung des Gesamttestosterons im Serum gestellt, ergänzt durch die Bestimmung von LH und FSH, um die Ursache zu differenzieren.

Die **Testosteron-Ersatztherapie (TRT)** ist die Standardbehandlung für Männer mit klinisch relevantem

Testosteronmangel. Ziel der Therapie ist es, die Serumspiegel von Testosteron in den normalen physiologischen Bereich zu bringen und die Symptome des Mangels zu lindern. Testosteron wird in verschiedenen Darreichungsformen verabreicht, darunter transdermale Gele, Pflaster, intramuskuläre Injektionen, subkutane Implantate und orale Präparate. Die Wahl des Präparats hängt von den individuellen Präferenzen des Patienten sowie der gewünschten Freisetzungskinetik ab. Die TRT kann die Muskelmasse und -kraft steigern, die Libido und sexuelle Funktion verbessern, die Knochendichte erhöhen und positive Effekte auf Stimmung und Energielevel haben. Regelmäßige Überwachung ist jedoch essenziell, da die Therapie Risiken birgt, darunter eine mögliche Erhöhung des Hämatokrits, eine Verschlechterung obstruktiver Schlafapnoe und potenziell negative Auswirkungen auf die Prostata.

Testosteron ist auch ein zentraler Bestandteil der **Hormonersatztherapie für Transgender-Männer**. In diesem Kontext wird Testosteron verwendet, um die Entwicklung männlicher sekundärer Geschlechtsmerkmale zu fördern, darunter eine tiefere Stimme, Bartwuchs, vermehrte Körperbehaarung und eine Zunahme der Muskelmasse. Gleichzeitig unterdrückt es die Menstruation und führt langfristig zu einer Veränderung der Körperfettverteilung in Richtung eines männlichen Musters. Die Therapie wird in der Regel durch transdermale Gele oder intramuskuläre Injektionen durchgeführt, wobei die Dosierung individuell angepasst wird, um Serum-Testosteronspiegel im männlichen Referenzbereich zu erreichen. Die langfristige Anwendung erfordert eine sorgfältige Überwachung, um mögliche Nebenwirkungen wie Dyslipidämien, Polyglobulie oder kardiovaskuläre Risiken zu minimieren.

Darüber hinaus hat Testosteron in anderen medizinischen Kontexten Bedeutung. Bei älteren Männern mit altersbedingtem Hypogonadismus, oft als "Late-Onset Hypogonadism" bezeichnet, wird die TRT kontrovers diskutiert. Während einige Studien eine Verbesserung der Lebensqualität und der körperlichen Funktion zeigen, ist die langfristige Sicherheit dieser Therapie, insbesondere hinsichtlich kardiovaskulärer und onkologischer Risiken, noch nicht abschließend geklärt.

Zusammenfassend ist Testosteron ein essenzielles Hormon, dessen therapeutische Anwendung eine gezielte Diagnostik und sorgfältige Überwachung erfordert. Während die Behandlung bei Hypogonadismus oder in der Transgender-Medizin erhebliche Vorteile bieten kann, ist eine individuelle Nutzen-Risiko-Abwägung entscheidend, um die Therapie optimal zu gestalten und potenzielle Nebenwirkungen zu minimieren. Fortschritte in der Endokrinologie und personalisierten Medizin tragen dazu bei, die Wirksamkeit und Sicherheit der Testosterontherapie weiter zu verbessern.

Kortikosteroide (z. B. Kortisol, Prednison)

Kortikosteroide, wie Kortisol und synthetische Präparate wie Prednison, sind potente Steroidhormone, die in der Therapie zahlreicher entzündlicher und autoimmuner Erkrankungen eingesetzt werden. Sie wirken durch Hemmung der Immunantwort und Reduktion von Entzündungsprozessen, indem sie die Expression entzündungsfördernder Gene unterdrücken und entzündungshemmende Proteine fördern. Diese Eigenschaften machen sie unverzichtbar in der Behandlung von Erkrankungen wie rheumatoider Arthritis, Asthma, Lupus erythematodes und entzündlichen Darmerkrankungen. In der Transplantationsmedizin verhindern Kortikosteroide die Abstoßung von Organen, während sie bei endokrinologischen Störungen wie Morbus Addison die fehlende natürliche Kortisolproduktion ersetzen. Trotz ihrer Wirksamkeit bergen sie bei langfristiger oder hochdosierter Anwendung Risiken wie Gewichtszunahme, Bluthochdruck, Osteoporose, Diabetes, Muskelschwäche und Infektanfälligkeit. Auch psychische Veränderungen und eine Suppression der Hypothalamus-Hypophysen-Nebennieren-Achse können auftreten, weshalb das Ausschleichen der Therapie notwendig ist. Moderne synthetische Kortikosteroide ermöglichen durch unterschiedliche Wirkstärken und Verabreichungsformen eine präzisere Anwendung, die systemische Nebenwirkungen reduzieren kann. Die Forschung strebt nach selektiveren Substanzen, um die Balance zwischen Effektivität und Nebenwirkungsrisiko weiter zu optimieren. Kortikosteroide bleiben essenzielle Therapeutika, erfordern jedoch eine sorgfältige Anpassung an individuelle Bedürfnisse, um den größtmöglichen Nutzen bei minimalen Risiken zu gewährleisten.

Peptidhormone

Peptidhormone bestehen aus Ketten von Aminosäuren und sind wasserlöslich. Sie binden an membranständige Rezeptoren und aktivieren intrazelluläre Signalwege.

Insulin

Insulin ist ein lebenswichtiges Hormon, das eine zentrale Rolle in der Behandlung von Diabetes mellitus spielt. Es wird verwendet, um den Blutzuckerspiegel zu regulieren und damit den Glukosehaushalt im Körper zu stabilisieren. Insulin fördert die Aufnahme von Glukose in die Zellen und senkt den Blutzucker, indem es die Speicherung von Glukose in der Leber sowie den Fett- und Eiweißstoffwechsel moduliert. In der Therapie wird Insulin in verschiedenen Formen verabreicht, die auf die individuellen Bedürfnisse der Patienten abgestimmt sind. Kurz-wirksame Insuline werden vor Mahlzeiten eingesetzt, um postprandiale Blutzuckerspitzen zu kontrollieren, während langwirksame Insuline eine konstante Basalwirkung über mehrere Stunden oder den ganzen Tag gewährleisten. Moderne Insuline basieren häufig auf gentechnisch hergestellten, humanidentischen Molekülen, die eine präzise Steuerung und Dosierung ermöglichen und dabei das Risiko für Nebenwirkungen, wie Hypoglykämien, minimieren. Diese Weiterentwicklungen verbessern nicht nur die Blutzuckerkontrolle, sondern auch die Lebensqualität der Patienten, da sie eine individuellere und flexiblere Therapie ermöglichen. Insulin bleibt damit unverzichtbar in der Behandlung von Typ-1-Diabetes sowie fortgeschrittenen Stadien des Typ-2-Diabetes.

Wachstumshormone (Somatropin)

Wachstumshormone (Somatropin) sind essenzielle Peptidhormone, die in der Therapie von Kindern mit Wachstumshormonmangel sowie bei Erwachsenen mit Hypophysendysfunktion eingesetzt werden. Sie spielen eine zentrale Rolle in der Regulation von Wachstum und Stoffwechsel, indem sie die Zellproliferation, die Differenzierung und die Regeneration fördern. Bei Kindern mit Wachstumshormonmangel wird das Hormon genutzt, um das Längenwachstum zu stimulieren und eine normale körperliche Entwicklung zu ermöglichen. Bei Erwachsenen, die an einem Wachstumshormonmangel durch eine Hypophysendysfunktion leiden, wird es zur Verbesserung der Körperzusammensetzung, zur Erhöhung der Muskelmasse und zur Reduktion von Fettgewebe eingesetzt. Zudem unterstützt Wachstumshormon den Proteinaufbau, indem es die Synthese von Aminosäuren in Proteine fördert, und trägt zur Erhaltung der Knochendichte sowie zur Regulierung des Energiestoffwechsels bei. Moderne Therapien verwenden gentechnisch hergestellte, rekombinante Wachstumshormone, die biologisch identisch mit dem humanen Hormon sind, was eine präzise und effektive Behandlung ermöglicht. Die Anwendung erfordert jedoch eine sorgfältige Überwachung, da Nebenwirkungen wie

Gelenkschmerzen, Ödeme oder Insulinresistenz auftreten können. Wachstumshormone sind ein unverzichtbarer Bestandteil der Behandlung von Wachstumshormonmangel und bieten betroffenen Patienten eine deutlich verbesserte Lebensqualität und körperliche Funktion.

Glukagon

Glukagon ist ein lebenswichtiges Hormon, das in der Notfallmedizin zur Behandlung von hypoglykämischen Krisen eingesetzt wird. Es wirkt, indem es die Freisetzung von Glukose aus den Glykogenspeichern der Leber stimuliert, wodurch der Blutzuckerspiegel schnell erhöht wird. Glukagon bindet an spezifische Rezeptoren auf Leberzellen und aktiviert die Glykogenolyse, bei der gespeichertes Glykogen in Glukose umgewandelt und ins Blut abgegeben wird. Gleichzeitig fördert es die Glukoneogenese, also die Neusynthese von Glukose aus nicht-kohlenhydrathaltigen Vorläufern, wodurch eine nachhaltige Blutzuckeranhebung unterstützt wird. Es wird typischerweise als intramuskuläre oder subkutane Injektion verabreicht und ist besonders bei Patienten mit schwerer Hypoglykämie effektiv, die nicht mehr in der Lage sind, Kohlenhydrate oral aufzunehmen. Glukagon stellt eine essenzielle therapeutische Option dar, insbesondere für insulinbehandelte Diabetiker, und kann lebensbedrohliche Zustände rasch beheben. Moderne Darreichungsformen, wie vorgefüllte Spritzen oder nasale Applikationen, erleichtern die Anwendung und tragen dazu bei, die Behandlung auch durch Laien sicher und effektiv zu gestalten.

Erythropoetin (EPO)

Das Peptidhormon Erythropoetin (EPO) wird zur Behandlung von Anämien eingesetzt, insbesondere bei Patienten mit chronischer Niereninsuffizienz. In den Nieren wird Erythropoetin physiologisch produziert und spielt eine zentrale Rolle in der Regulation der Erythropoese, indem es die Bildung und Reifung roter Blutkörperchen im Knochenmark stimuliert. Bei chronischer Niereninsuffizienz ist die Erythropoetin-Produktion häufig vermindert, was zu einer Anämie füHormonersatztherapie, die sich durch Müdigkeit, Schwäche und reduzierte Leistungsfähigkeit äußert. Die therapeutische Verabreichung von rekombinantem Erythropoetin korrigiert den Hormonmangel, steigert die Hämoglobinkonzentration und verbessert die Sauerstoffversorgung des Gewebes. Erythropoetin wird subkutan oder intravenös verabreicht und ist auch bei anderen Ursachen für Anämie, wie Chemotherapie-induzierter Anämie, von Nutzen. Die Therapie erfordert eine sorgfältige Überwachung, da ein übermäßiger Anstieg des Hämoglobins mit einem erhöhten Risiko für thromboembolische Ereignisse und Hypertonie assoziiert ist. Erythropoetin ist ein wesentlicher Bestandteil der modernen Anämiebehandlung und trägt erheblich zur Verbesserung der Lebensqualität betroffener Patienten bei.

Schilddrüsenhormone

Schilddrüsenhormone, insbesondere Thyroxin (T4) und Triiodthyronin (T3), spielen eine zentrale Rolle im Stoffwechsel.

Levothyroxin (synthetisches T4)

Levothyroxin, ein synthetisches Analogon des Schilddrüsenhormons Thyroxin (T4), ist das Standardmedikament zur Behandlung von Hypothyreose. Es ersetzt oder ergänzt die unzureichende Produktion von Schilddrüsenhormonen und stellt so die normale Schilddrüsenfunktion wieder her. Nach oraler Einnahme wird Levothyroxin im Körper zu Trijodthyronin (T3) umgewandelt, der biologisch aktiven Form des Hormons, die an den Zielgeweben die metabolischen und regulatorischen Effekte entfaltet.

Levothyroxin ist durch seine lange Halbwertszeit von etwa sieben Tagen gut geeignet, um stabile Hormonspiegel im Blut zu gewährleisten. Die Dosierung wird individuell angepasst, basierend auf den TSH-Werten und dem freien T4-Spiegel, die regelmäßig überwacht werden, um eine Unter- oder Überdosierung zu vermeiden. Das Medikament wird in der Regel morgens auf nüchternen Magen eingenommen, da die Resorption durch Nahrung oder bestimmte Medikamente beeinträchtigt werden kann.

Es wird hauptsächlich zur Behandlung der primären Hypothyreose eingesetzt, die durch Erkrankungen wie die Hashimoto-Thyreoiditis oder nach chirurgischer Entfernung der Schilddrüse auftritt. Darüber hinaus findet es Anwendung bei sekundärer Hypothyreose, wenn die Hypophyse oder der Hypothalamus betroffen sind. Bei richtiger Dosierung normalisiert Levothyroxin die Stoffwechselfunktionen, lindert Symptome wie Müdigkeit, Gewichtszunahme und Kälteempfindlichkeit und verbessert die Lebensqualität der Patienten erheblich. Die Therapie gilt als sicher und gut verträglich, erfordert jedoch eine langfristige, oft lebenslange Einnahme.

Liothyronin (synthetisches T3)

Liothyronin, ein synthetisches Analogon des Schilddrüsenhormons Trijodthyronin (T3), wird in bestimmten Fällen zur Behandlung von Schilddrüsenerkrankungen eingesetzt. Im Vergleich zu Levothyroxin (T4) hat Liothyronin eine deutlich kürzere Halbwertszeit von etwa 24 Stunden, was eine häufigere Einnahme erfordert und zu stärkeren Schwankungen der Hormonspiegel führen kann.

Aufgrund dieser Eigenschaften wird Liothyronin seltener als Monotherapie angewendet. Es findet vor allem bei Patienten Anwendung, die trotz optimaler Levothyroxin-Dosierung weiterhin Symptome einer Hypothyreose zeigen, da T3 die aktive Form des Hormons ist, die direkt an den Zielgeweben wirkt. In solchen Fällen wird es oft in Kombinationstherapien mit T4 eingesetzt, um eine ausgeglichenere Versorgung mit Schilddrüsenhormonen zu erreichen.

Liothyronin wird auch in speziellen klinischen Situationen verwendet, beispielsweise beim Myxödemkoma, einer seltenen, lebensbedrohlichen Komplikation der Hypothyreose. In solchen Notfällen ermöglicht die schnelle Wirkung von T3 eine zügige Verbesserung des Zustands. Außerdem kann es vorübergehend eingesetzt werden, um die Hormonspiegel bei Patienten zu normalisieren, die sich auf eine Radiojodtherapie vorbereiten oder bei denen eine Suppressionstherapie erforderlich ist.

Die Anwendung von Liothyronin erfordert eine sorgfältige Überwachung, da Überdosierungen leicht zu Symptomen einer Hyperthyreose wie Herzrasen, Unruhe oder Schlaflosigkeit führen können. Trotz seiner begrenzteren Indikationen bleibt es ein wertvolles Medikament in der Endokrinologie, insbesondere für Patienten mit spezifischen therapeutischen Anforderungen.

Antithyreotika

Antithyreotika wie Methimazol und Propylthiouracil sind essenzielle Medikamente zur Behandlung der Hyperthyreose. Sie wirken durch Hemmung der Schilddrüsenhormonproduktion, indem sie das Enzym Thyreoperoxidase blockieren, das an der Jodierung von Tyrosinresten und der Synthese von T3 und T4 beteiligt ist. Propylthiouracil hat zusätzlich die Fähigkeit, die periphere Umwandlung von T4 zu T3 zu hemmen, was es in akuten Situationen wie der thyreotoxischen Krise besonders nützlich macht.

Diese Medikamente werden hauptsächlich bei Hyperthyreose-Erkrankungen wie Morbus Basedow eingesetzt, um die Überproduktion von Schilddrüsenhormonen zu kontrollieren. Sie dienen oft als erste Therapieoption, insbesondere bei Patienten, die für eine Radiojodtherapie oder chirurgische Behandlung nicht geeignet sind, oder zur Vorbereitung auf diese Verfahren. Die Dauer der Behandlung beträgt in der Regel 12 bis 18 Monate, wobei regelmäßige Kontrollen der Schilddrüsenfunktion erforderlich sind, um die Dosierung anzupassen und die Entwicklung einer Hypothyreose zu vermeiden.

Antithyreotika sind im Allgemeinen gut verträglich, können jedoch Nebenwirkungen wie Hautausschläge, Gelenkschmerzen oder gastrointestinale Beschwerden verursachen. Schwerwiegendere Komplikationen, wie eine Agranulozytose (schwere Verminderung der weißen Blutkörperchen) oder Hepatotoxizität, sind selten, erfordern jedoch eine sofortige Beendigung der Therapie und medizinische Intervention. Propylthiouracil wird aufgrund seines höheren Risikos für Leberschäden in der Regel nur dann bevorzugt, wenn Methimazol nicht geeignet ist, beispielsweise während des ersten Trimesters der Schwangerschaft.

Antithyreotika bleiben eine zentrale Komponente in der Behandlung der Hyperthyreose, bieten eine effektive

Kontrolle der Erkrankung und ermöglichen es, die Schilddrüsenfunktion ohne invasive Maßnahmen zu stabilisieren. Ihre Anwendung erfordert jedoch eine sorgfältige Überwachung, um Nebenwirkungen frühzeitig zu erkennen und die Therapie sicher und effektiv zu gestalten.

Synthetische und bioidentische Hormone

Die Weiterentwicklung der Hormonersatztherapie hat zur Unterscheidung zwischen synthetischen und bioidentischen Hormonen geführt.

Synthetische Hormone

Synthetische Hormone sind chemisch hergestellte Verbindungen, die entweder identisch mit natürlichen Hormonen sind oder modifiziert wurden, um deren pharmakologische Eigenschaften zu verbessern. Sie finden breite Anwendung in der Medizin, beispielsweise in der Kontrazeption, der Hormonersatztherapie oder der Behandlung hormonabhängiger Erkrankungen. Ein bekanntes Beispiel ist Ethinylestradiol, ein modifiziertes Östrogen, das in vielen oralen Kontrazeptiva enthalten ist. Die Einführung einer Ethinylgruppe in die Molekülstruktur erhöht die Stabilität gegenüber metabolischem Abbau und verbessert die Bioverfügbarkeit, sodass eine niedrigere Dosis erforderlich ist, um eine wirksame Hormonspiegelkontrolle zu erreichen.

Durch solche chemischen Modifikationen können synthetische Hormone zudem eine verlängerte Wirkungsdauer haben, was die Behandlungsintervalle verlängern und die Compliance verbessern kann. Beispielsweise werden langwirksame Insulinanaloga oder Depotpräparate synthetischer Gestagene in der klinischen Praxis eingesetzt, um eine kontinuierliche und stabile Wirkung zu gewährleisten. Gleichzeitig ermöglichen synthetische Hormone eine gezielte Beeinflussung spezifischer Rezeptoren, wodurch bestimmte Effekte verstärkt oder unerwünschte Wirkungen minimiert werden können.

Allerdings können synthetische Hormone auch spezifische Nebenwirkungen verursachen, die aus ihrer modifizierten Struktur resultieren. Ethinylestradiol beispielsweise erhöht bei einigen Frauen das Risiko für Thrombosen, was auf seinen Einfluss auf den Gerinnungsfaktorstoffwechsel zurückzuführen ist. Ähnliche Herausforderungen bestehen bei anderen synthetischen Hormonen, deren Langzeitwirkung auf den Körper individuell unterschiedlich sein kann.

Die Entwicklung synthetischer Hormone hat die moderne Medizin erheblich vorangebracht, da sie es ermöglicht, Hormone präzise an therapeutische Bedürfnisse anzupassen. Dennoch erfordert ihre Anwendung eine sorgfältige Abwägung von Nutzen und Risiken sowie eine individuell abgestimmte Dosierung, um eine effektive und sichere Behandlung zu gewährleisten. Die Forschung arbeitet kontinuierlich an der Verbesserung synthetischer Hormone, um ihre Wirksamkeit zu steigern und potenzielle Nebenwirkungen weiter zu minimieren.

Bioidentische Hormone

Bioidentische Hormone sind synthetisch hergestellte Hormone, deren molekulare Struktur identisch mit den körpereigenen Hormonen ist. Sie werden meist aus pflanzlichen Vorstufen wie Diosgenin, das aus Yamswurzeln oder Soja gewonnen wird, synthetisiert und chemisch in Substanzen wie Östrogen, Progesteron oder Testosteron umgewandelt. Aufgrund ihrer identischen Struktur können sie an den natürlichen Hormonrezeptoren binden und physiologische Effekte auslösen, die dem körpereigenen Hormon ähnlich sind.

Befürworter bioidentischer Hormone betonen, dass diese Substanzen besser verträglich und natürlicher in ihrer Wirkung seien, da sie auf die gleichen Weise wie körpereigene Hormone metabolisiert werden. Sie werden häufig in der Hormonersatztherapie (Hormonersatztherapie) bei Frauen in der Menopause verwendet, um Symptome wie Hitzewallungen, Schlafstörungen und Stimmungsschwankungen zu lindern, sowie in der Behandlung von Hormonmangelzuständen bei Männern oder bei endokrinen Störungen.

Trotz ihrer Vorteile gibt es Herausforderungen bei der Verwendung bioidentischer Hormone. Ein wesentlicher Kritikpunkt ist die fehlende Standardisierung, insbesondere bei individuell hergestellten Rezepturen, die in

Apotheken (sogenannten "Compounding Pharmacies") angefertigt werden. Diese Präparate unterliegen nicht immer denselben strengen regulatorischen Anforderungen wie konventionelle Hormonpräparate, was zu Schwankungen in der Dosierung und potenziellen Sicherheitsrisiken führen kann. Zudem sind bioidentische Hormone häufig teurer als synthetische Alternativen, was die Verfügbarkeit und den Zugang einschränken kann.

Die wissenschaftliche Evidenz, die die Vorteile bioidentischer Hormone gegenüber synthetischen Hormonen eindeutig belegt, ist begrenzt. Dennoch stellen sie eine wertvolle Option für Patienten dar, die eine naturidentische Hormontherapie bevorzugen oder Nebenwirkungen bei konventionellen Präparaten erfahren. Eine sorgfältige Überwachung der Therapie sowie eine individuelle Anpassung der Dosierung sind essenziell, um die Wirksamkeit zu maximieren und Risiken zu minimieren. Die weitere Forschung zu bioidentischen Hormonen könnte helfen, ihre Sicherheit und Effektivität besser zu verstehen und standardisierte Behandlungsmöglichkeiten zu etablieren.

Bedeutung der Hormone in der Therapie

Die Vielfalt der Hormone in der Therapie eröffnet zahlreiche Möglichkeiten zur gezielten Behandlung unterschiedlichster Krankheitsbilder, da sie in nahezu alle zentralen Regulationsprozesse des Körpers eingreifen können. Steroidhormone, wie Östrogen, Progesteron,

Testosteron und Glukokortikoide, sind unverzichtbare Bestandteile der modernen Medizin und finden breite Anwendung in der Hormonersatztherapie, der Onkologie und der Immunmodulation. Sie werden beispielsweise eingesetzt, um menopausale Beschwerden wie Hitzewallungen und Osteoporose zu lindern, die Symptome eines Testosteronmangels zu beheben oder die Immunreaktion bei entzündlichen und autoimmunen Erkrankungen wie rheumatoider Arthritis oder Asthma zu unterdrücken. Ihr breites Wirkungsspektrum macht sie in vielen Bereichen unverzichtbar, erfordert jedoch eine genaue Dosierung und Überwachung, da sie auch mit Nebenwirkungen wie erhöhtem Thromboserisiko, Stoffwechselstörungen oder einer Suppression körpereigener Hormonproduktionssysteme assoziiert sein können.

Peptidhormone, wie Insulin, Glukagon oder Erythropoetin, sind essenziell in der Regulation von Stoffwechselprozessen und der Unterstützung physiologischer Funktionen. Insulin spielt eine zentrale Rolle in der Therapie des Diabetes mellitus, wo es den Glukosestoffwechsel normalisiert und lebensbedrohliche Komplikationen wie Ketoazidose verhindert. Glukagon wird in Notfallsituationen zur Behandlung von schweren Hypoglykämien verwendet, während Erythropoetin bei Anämien, insbesondere bei chronischer Niereninsuffizienz, zur Förderung der Erythrozytenbildung im Knochenmark eingesetzt wird. Diese Hormone haben das Potenzial, lebensrettend zu sein, und sind Beispiele für die präzise Steuerung körpereigener Prozesse durch hormonelle Interventionen.

Schilddrüsenhormone, wie Levothyroxin und Liothyronin, sind in der Endokrinologie unverzichtbar, da sie die Grundlage für die Behandlung von Hypothyreose und Hyperthyreose bilden. Bei Schilddrüsenunterfunktion ersetzt Levothyroxin das fehlende T4 und wird im Körper zu T3 umgewandelt, was den Stoffwechsel und die Lebensqualität der Patienten normalisiert. In speziellen Situationen, wie bei akuten Schilddrüsenkrisen oder besonderen hormonellen Anforderungen, wird auch das schnell wirkende Liothyronin verwendet. Die Regulation des Schilddrüsenhormonspiegels ist entscheidend, da sowohl ein Mangel als auch ein Überschuss schwerwiegende Auswirkungen auf den gesamten Organismus haben können.

Synthetische Hormone und bioidentische Hormone erweitern das therapeutische Spektrum erheblich, indem sie eine individuellere Behandlung ermöglichen. Synthetische Hormone, wie Ethinylestradiol in Antibabypillen, bieten durch chemische Modifikationen Vorteile wie eine verbesserte Bioverfügbarkeit, eine verlängerte Wirkungsdauer oder eine gezielte Rezeptorbindung, wodurch ihre Effektivität gesteigert wird. Bioidentische Hormone hingegen, die strukturell identisch mit den körpereigenen Hormonen sind, werden oft als natürlicher und besser verträglich wahrgenommen, da sie dieselben metabolischen Wege wie endogene Hormone durchlaufen. Ihre Herstellung aus pflanzlichen Vorstufen, wie Diosgenin aus Yamswurzeln, ermöglicht eine präzise Anpassung an die physiologischen Bedürfnisse des Patienten. Dennoch sind bioidentische Hormone häufig teurer und nicht immer standardisiert, was eine sorgfältige Abwägung bei ihrer Anwendung erfordert.

Die Auswahl des geeigneten Hormons und seiner Darreichungsform basiert stets auf der spezifischen Diagnose, den individuellen Bedürfnissen des Patienten und einer gründlichen Risiko-Nutzen-Abwägung. Hormonelle Präparate können oral, subkutan, intravenös, transdermal oder intramuskulär verabreicht werden, abhängig von der gewünschten Wirkungsdauer, dem Wirkungsort und der Verträglichkeit. Fortschritte in der medizinischen Forschung und Entwicklung haben die Sicherheit und Wirksamkeit hormoneller Therapien kontinuierlich verbessert. Dazu zählen die Entwicklung langwirksamer Depotpräparate, die Optimierung von Kombinationspräparaten und die Einführung neuer Verabreichungssysteme, die eine individuellere und bequemere Therapie ermöglichen.

Die Hormontherapie ist ein unverzichtbarer Bestandteil der modernen Medizin, da sie eine präzise Steuerung körperlicher Prozesse ermöglicht und eine Vielzahl von Erkrankungen wirksam behandeln kann. Ihre vielseitigen Einsatzmöglichkeiten, von der Endokrinologie über die Onkologie bis hin zur Stoffwechselmedizin, zeigen ihr enormes Potenzial. Fortschritte in der Forschung und die Weiterentwicklung synthetischer und bioidentischer Hormone werden auch in Zukunft dazu beitragen, die Behandlungsmöglichkeiten zu erweitern und die Lebensqualität der Patienten weiter zu verbessern.

Teil II: Anwendung von Hormontherapien

Hormontherapie in der Gynäkologie

Die Hormontherapie (HT) spielt in der gynäkologischen Praxis eine zentrale Rolle, insbesondere bei der Behandlung von Symptomen im Zusammenhang mit hormonellen Veränderungen wie der Menopause. Dabei umfasst sie den gezielten Einsatz von Hormonen, um endokrine Defizite auszugleichen oder physiologische Prozesse zu modulieren. Die gängigste Form der HT in der Gynäkologie ist die Hormonersatztherapie (Hormonersatztherapie), die vor allem bei menopausalen und perimenopausalen Symptomen Anwendung findet.

Menopause und perimenopausale Symptome

Die Menopause, definiert als die dauerhafte Einstellung der Menstruation aufgrund des Ausbleibens der ovariellen Funktion, geht mit einer signifikanten hormonellen Umstellung einher. Der damit einhergehende Abfall der Östrogen- und Progesteronspiegel kann eine Vielzahl von Symptomen verursachen, die das Wohlbefinden und die Lebensqualität der betroffenen Frauen erheblich beeinträchtigen können.

Typische Symptome sind:

- **Vasomotorische Beschwerden**: Hitzewallungen und Nachtschweiß, die die häufigsten Gründe für die Inanspruchnahme einer Hormonersatztherapie darstellen.
- **Psychische Symptome**: Schlafstörungen, Reizbarkeit, depressive Verstimmungen und Konzentrationsprobleme.
- **Urogenitale Beschwerden**: Vaginale Trockenheit, Dyspareunie und häufige Harnwegsinfektionen, die auf atrophische Veränderungen der Schleimhaut zurückzuführen sind.
- **Knochen- und Muskelbeschwerden**: Erhöhte Knochenresorption füHormonersatztherapie zu einem Risiko für Osteoporose und Frakturen.
- **Kardiovaskuläre Symptome**: Veränderungen des Lipidstoffwechsels und erhöhte kardiovaskuläre Risiken.

Die perimenopausale Phase, die Übergangsphase zur Menopause, ist besonders durch hormonelle Schwankungen gekennzeichnet, die diese Symptome noch verstärken können.

Hormonersatztherapie (Hormonersatztherapie): Indikationen, Nutzen und Risiken

Die Hormonersatztherapie (Hormonersatztherapie) ist ein zentraler Bestandteil der Behandlung menopausaler Beschwerden und wird insbesondere zur Linderung von Symptomen eingesetzt, die durch den Rückgang der

Östrogenproduktion in der Menopause entstehen. Zu den wichtigsten Indikationen gehört die Symptomlinderung bei vasomotorischen Beschwerden wie Hitzewallungen und Nachtschweiß sowie psychischen Symptomen wie Schlafstörungen, Reizbarkeit und Depressionen. Diese Symptome können die Lebensqualität erheblich beeinträchtigen, sodass eine zielgerichtete Therapie für viele Frauen eine signifikante Verbesserung ihres Wohlbefindens darstellt.

Eine weitere bedeutende Indikation für die Hormonersatztherapie ist die Behandlung urogenitaler Atrophien. Durch den Östrogenmangel in der Menopause kommt es häufig zu atrophischen Veränderungen der vaginalen und urethralen Schleimhäute, die Beschwerden wie vaginale Trockenheit, Dyspareunie und rezidivierende Harnwegsinfektionen verursachen können. In solchen Fällen kann die Hormonersatztherapie sowohl lokal als auch systemisch angewendet werden, wobei die lokale Anwendung bevorzugt wird, um systemische Risiken zu minimieren.

Die Prävention von Osteoporose ist eine weitere wesentliche Indikation. Nach der Menopause steigt das Risiko für Knochenschwund und damit assoziierte Frakturen, insbesondere an der Wirbelsäule und der Hüfte. Die Hormonersatztherapie hat sich als effektive Maßnahme zur Senkung dieses Risikos erwiesen, da sie den Knochenstoffwechsel positiv beeinflusst und die Knochendichte erhält. Bei Frauen mit primärer ovarieller Insuffizienz ist die Hormonersatztherapie ebenfalls indiziert, um die hormonellen Defizite auszugleichen, die nicht nur zu menopausalen Symptomen, sondern auch zu langfristigen gesundheitlichen Risiken führen können.

Die Vorteile der Hormonersatztherapie liegen vor allem in der Verbesserung der Lebensqualität. Die Linderung von Symptomen wie Hitzewallungen, Schlafstörungen und psychischen Beschwerden ermöglicht es den betroffenen Frauen, ihren Alltag besser zu bewältigen. Darüber hinaus trägt die Hormonersatztherapie zur Knochengesundheit bei, indem sie das Risiko für osteoporotische Frakturen signifikant reduziert. Ein weiterer potenzieller Nutzen besteht im Schutz vor kardiovaskulären Erkrankungen, insbesondere wenn die Hormonersatztherapie frühzeitig in der Perimenopause initiiert wird. Diese schützenden Effekte auf das Herz-Kreislauf-System sind jedoch abhängig vom Zeitpunkt der Einleitung der Therapie und bedürfen weiterer Forschung.

Trotz der vielen Vorteile birgt die Hormonersatztherapie auch Risiken, die sorgfältig abgewogen werden müssen. Zu den bekannten Risiken gehören thromboembolische Ereignisse wie venöse Thrombosen und Lungenembolien, die vor allem bei systemischer Hormonersatztherapie auftreten können. Ein weiteres potenziell erhöhtes Risiko ist die Entwicklung eines Mammakarzinoms, insbesondere bei längerer Anwendung einer kombinierten Hormonersatztherapie mit Östrogen und Gestagen. Frauen mit intaktem Uterus, die keine adäquate Progesterongabe erhalten, haben zudem ein erhöhtes Risiko für Endometriumhyperplasie, die in einigen Fällen zu

Endometriumkarzinomen führen kann. Auch kardiovaskuläre Risiken variieren je nach Anwendungszeitpunkt und -dauer und müssen individuell bewertet werden.

Um die Risiken der Hormonersatztherapie zu minimieren, sind bestimmte Strategien von entscheidender Bedeutung. Dazu gehört die Verwendung der niedrigsten wirksamen Hormonmenge, um die gewünschten therapeutischen Effekte zu erzielen und gleichzeitig Nebenwirkungen zu reduzieren. Wenn möglich, sollte die lokale Anwendung bevorzugt werden, beispielsweise bei urogenitalen Beschwerden, da diese Methode die systemische Belastung minimiert. Zudem ist eine regelmäßige Evaluation des Nutzen-Risiko-Verhältnisses essenziell, um die Therapie individuell anzupassen und die Sicherheit der Patientin zu gewährleisten. Solche regelmäßigen Überprüfungen ermöglichen es, mögliche Risiken frühzeitig zu erkennen und die Therapie entsprechend zu modifizieren.

Prävention und Behandlung von Osteoporose

Osteoporose ist eine der häufigsten und bedeutendsten Komplikationen, die im Zusammenhang mit dem postmenopausalen Östrogenmangel auftreten. Der Rückgang der Östrogenproduktion nach der Menopause führt zu einem beschleunigten Knochenabbau, da die osteoprotektiven Effekte von Östrogenen fehlen. Östrogene spielen eine zentrale Rolle im Knochenstoffwechsel, indem sie das Gleichgewicht zwischen

Knochenaufbau und Knochenabbau regulieren. In ihrer Abwesenheit wird die Aktivität der Osteoklasten, die für den Abbau von Knochengewebe verantwortlich sind, gesteigert, während die Aktivität der Osteoblasten, die für die Knochenbildung zuständig sind, nicht ausreichend kompensiert werden kann. Dies führt zu einer Abnahme der Knochendichte und einer erhöhten Fragilität des Skeletts, wodurch das Risiko für Frakturen, insbesondere an belastungsrelevanten Stellen wie der Wirbelsäule und der Hüfte, signifikant steigt.

Die Hormonersatztherapie stellt eine wirksame Maßnahme dar, um diesem pathophysiologischen Prozess entgegenzuwirken. Sie bietet sowohl präventive als auch therapeutische Vorteile, insbesondere für Frauen, die ein hohes Risiko für osteoporotische Frakturen aufweisen. Der primäre Wirkmechanismus der Hormonersatztherapie in der Osteoporoseprävention liegt in der Hemmung der Osteoklastenaktivität durch Östrogene. Diese Hormone interagieren mit spezifischen Rezeptoren auf den Knochenzellen, wodurch die Freisetzung von Zytokinen und Wachstumsfaktoren, die die Osteoklastenaktivität fördern, unterdrückt wird. Gleichzeitig werden die Apoptose von Osteoklasten gefördert und die Lebensdauer der Osteoblasten verlängert, was zu einer Stabilisierung des Knochenstoffwechsels führt.

Durch die Anwendung von Östrogenen im Rahmen der Hormonersatztherapie wird der Knochenabbau reduziert, was nicht nur eine Erhaltung der vorhandenen Knochendichte, sondern in vielen Fällen auch eine moderate Zunahme ermöglicht. Dies wirkt sich direkt auf die mechanische Stabilität des Knochens aus und führt zu einer Senkung des Risikos für osteoporotische Frakturen. Besonders in der frühen Postmenopause, wenn der Knochenverlust am stärksten ausgeprägt ist, hat die Hormonersatztherapie eine signifikante Schutzwirkung.

Neben der direkten Wirkung auf den Knochenstoffwechsel hat die Hormonersatztherapie auch systemische Effekte, die zur Prävention von Osteoporose beitragen können. Sie verbessert beispielsweise die Calciumresorption im Darm und reduziert die renale Calciumexkretion, was die Verfügbarkeit dieses essenziellen Mineralstoffs für die Knochenbildung erhöht. Darüber hinaus kann die Hormonersatztherapie entzündliche Prozesse im Knochengewebe modulieren, die ebenfalls eine Rolle im pathologischen Knochenverlust spielen.

Trotz ihrer Wirksamkeit muss der Einsatz der Hormonersatztherapie zur Osteoporoseprävention sorgfältig abgewogen werden, da sie mit spezifischen Risiken verbunden ist. Die Entscheidung für eine Hormonersatztherapie sollte daher individuell getroffen werden, unter Berücksichtigung der allgemeinen Gesundheit der Patientin, ihres Frakturrisikos und möglicher Kontraindikationen. Regelmäßige Kontrolluntersuchungen sind erforderlich, um die Wirksamkeit der Therapie zu überprüfen und mögliche Nebenwirkungen frühzeitig zu erkennen. Letztlich stellt die Hormonersatztherapie für viele Frauen eine wertvolle Option dar, um die

Lebensqualität zu erhalten und die langfristigen Folgen von Osteoporose zu minimieren.

Alternativen zur Hormonersatztherapie

Bisphosphonate

Bisphosphonate sind eine etablierte und wirksame Alternative zur Hormonersatztherapie (Hormonersatztherapie) für die Prävention und Behandlung von Osteoporose, insbesondere bei Frauen, bei denen die Hormonersatztherapie kontraindiziert ist oder nicht angewendet werden möchte. Diese Medikamente wirken gezielt auf den Knochenstoffwechsel und sind insbesondere bei postmenopausaler Osteoporose sowie bei anderen Formen von Knochenschwund von großer Bedeutung.

Der Wirkmechanismus von Bisphosphonaten beruht auf ihrer Fähigkeit, sich selektiv an die Oberfläche von Knochen anzulagern, insbesondere in Bereichen mit hohem Knochenumbau. Sie werden von aktiven Osteoklasten aufgenommen und hemmen deren Funktion, indem sie in den Zellstoffwechsel eingreifen. Insbesondere blockieren sie die Farnesylpyrophosphat-Synthase, ein Enzym im Mevalonat-Stoffwechselweg, der für die Funktion und Überlebensfähigkeit der Osteoklasten essenziell ist. Dies führt zur Hemmung des Knochenabbaus, ohne den Knochenaufbau durch Osteoblasten zu beeinträchtigen, was zu einer Stabilisierung oder Erhöhung der Knochendichte führt.

Anwendungsgebiete und Vorteile von Bisphosphonaten

Bisphosphonate sind sowohl für die Prävention als auch für die Behandlung von Osteoporose zugelassen. Sie reduzieren das Risiko für vertebrale und nicht-vertebrale Frakturen, einschließlich Hüftfrakturen, und zeigen eine hohe Wirksamkeit bei Patientinnen mit bereits bestehender Osteoporose oder multiplen Risikofaktoren. Zu den häufig eingesetzten Wirkstoffen gehören Alendronat, Risedronat, Ibandronat und Zoledronat.

Ein wesentlicher Vorteil von Bisphosphonaten ist, dass sie im Gegensatz zur Hormonersatztherapie keine östrogenabhängigen Nebenwirkungen wie ein erhöhtes Risiko für Brustkrebs oder Endometriumkarzinom mit sich bringen. Zudem sind sie auch für Patientinnen geeignet, die aufgrund von Thrombose- oder Embolierisiken keine Hormone einnehmen können.

Anwendungsformen und Dosierung

Bisphosphonate werden in verschiedenen Formen verabreicht, darunter orale Tabletten (z. B. wöchentlich oder monatlich) und intravenöse Infusionen (z. B. jährlich bei Zoledronat). Diese Flexibilität ermöglicht eine individuelle Anpassung der Therapie an die Bedürfnisse und Präferenzen der Patientinnen.

Nebenwirkungen und Einschränkungen

Trotz ihrer Wirksamkeit sind Bisphosphonate mit spezifischen Nebenwirkungen verbunden. Orale Präparate können gastrointestinale Beschwerden wie Sodbrennen, Übelkeit und Ösophagitis verursachen, weshalb sie mit ausreichend Wasser und in aufrechter Position eingenommen werden müssen. Langfristige Anwendungen, insbesondere über fünf Jahre hinaus, sind mit seltenen, aber ernsthaften Komplikationen wie atypischen Femurfrakturen und Osteonekrosen des Kiefers (ONJ) assoziiert. Diese Risiken erfordern eine regelmäßige Reevaluation der Therapie und möglicherweise Therapiepausen (sogenannte "Drug Holidays").

Denosumab

Denosumab ist ein monoklonaler Antikörper, der gezielt den Receptor Activator of Nuclear Factor κB Ligand (RANKL) blockiert, einen essenziellen Signalweg, der die Aktivität und Differenzierung von Osteoklasten reguliert. Als RANKL-Inhibitor hat Denosumab einen einzigartigen Wirkmechanismus im Vergleich zu anderen Therapien zur Behandlung und Prävention von Osteoporose. Es wird insbesondere bei postmenopausalen Frauen mit hohem Frakturrisiko eingesetzt und stellt eine wirksame Alternative oder Ergänzung zu klassischen Behandlungen wie Bisphosphonaten dar.

Wirkmechanismus von Denosumab

RANKL ist ein Protein, das von Osteoblasten und deren Vorläuferzellen produziert wird und für die Reifung und Aktivierung von Osteoklasten notwendig ist. Osteoklasten sind die Zellen, die für den Knochenabbau verantwortlich sind. Denosumab bindet spezifisch an RANKL und verhindert dessen Interaktion mit dem RANK-Rezeptor auf den Osteoklasten. Durch diese Hemmung wird die Bildung, Funktion und Lebensdauer der Osteoklasten reduziert, was zu einer deutlichen Verringerung des Knochenabbaus führt. Dies führt zu einer Erhöhung der Knochendichte und einer Senkung des Risikos für osteoporotische Frakturen.

Indikationen für Denosumab

Denosumab wird vor allem bei postmenopausaler Osteoporose angewendet, insbesondere bei Frauen mit hohem Risiko für Frakturen oder bei Unverträglichkeit oder Kontraindikationen gegenüber Bisphosphonaten. Es wird auch bei anderen Zuständen, die mit einem erhöhten Knochenabbau einhergehen, wie Glukokortikoid-induzierter Osteoporose oder bei Männern mit hormonunterdrückender Therapie bei Prostatakrebs, eingesetzt.

Vorteile von Denosumab

Denosumab bietet mehrere bedeutende Vorteile gegenüber traditionellen Osteoporose-Therapien und stellt eine attraktive Option für Patientinnen dar, die alternative Behandlungsmöglichkeiten benötigen. Eine der herausragendsten Stärken von Denosumab ist seine Wirksamkeit, da es das Risiko für vertebrale, nicht-vertebrale und Hüftfrakturen signifikant reduziert. Dieser umfassende Schutz vor Frakturen macht es zu einer effektiven Wahl für Frauen mit postmenopausaler Osteoporose, insbesondere bei hohem Frakturrisiko. Ein weiterer Vorteil liegt in der Bequemlichkeit der Anwendung. Da Denosumab subkutan injiziert wird und dies nur zweimal jährlich erforderlich ist, wird die Therapieadhärenz im Vergleich zu anderen Behandlungsformen, die häufigere Einnahmen erfordern, erheblich erleichtert. Dies ist insbesondere bei älteren Patientinnen von Vorteil, die Schwierigkeiten haben könnten, komplexe Einnahmeregime einzuhalten.

Ein zusätzliches Merkmal, das Denosumab von anderen Osteoporose-Therapien unterscheidet, ist seine breitere Anwendbarkeit bei Patientinnen mit Nierenfunktionsstörungen. Während Bisphosphonate oft bei eingeschränkter Nierenfunktion kontraindiziert sind, kann Denosumab sicher verwendet werden, da es nicht über die Nieren ausgeschieden wird. Dies erweitert die Behandlungsmöglichkeiten für eine Patientengruppe, die häufig von Osteoporose betroffen ist und eingeschränkte Therapieoptionen hat.

Risiken von Denosumab

Trotz seiner Vorteile ist Denosumab nicht frei von Risiken und möglichen Nebenwirkungen, die sorgfältig überwacht werden müssen. Eine häufige Komplikation ist Hypokalzämie, die vor allem bei Patientinnen mit eingeschränkter Calciumaufnahme oder Vitamin-D-Mangel auftreten kann. Daher ist es essenziell, vor Beginn und während der Therapie eine adäquate Supplementierung von Calcium und Vitamin D sicherzustellen, um diesen Mangel auszugleichen. Zudem besteht ein leicht erhöhtes Risiko für Infektionen der Haut und des Weichgewebes, wie beispielsweise Zellulitis, das bei der Anwendung von Denosumab berücksichtigt werden muss.

Eine seltene, aber potenziell schwerwiegende Komplikation ist die Kieferosteonekrose (ONJ), die ähnlich wie bei Bisphosphonaten vor allem bei längerer Therapie auftreten kann. Die Entwicklung einer ONJ erfordert eine sorgfältige zahnmedizinische Überwachung und eine frühzeitige Intervention, um schwerwiegende Folgen zu vermeiden. Eine weitere Langzeitkomplikation, die in seltenen Fällen auftreten kann, sind atypische Femurfrakturen. Diese seltenen Frakturen erfordern eine regelmäßige Überwachung, insbesondere bei längerer Anwendung von Denosumab.

Einschränkungen und Absetzproblematik

Eine Besonderheit von Denosumab ist der Rebound-Effekt nach Absetzen der Therapie. Der Abbruch kann zu einem raschen und starken Anstieg der Osteoklastenaktivität führen, was in einem beschleunigten Knochenverlust und einem erhöhten Risiko für multiple vertebrale Frakturen resultieren kann. Daher ist es wichtig, nach Beendigung der Denosumab-Therapie eine alternative Behandlung, wie Bisphosphonate, in Erwägung zu ziehen, um den Knochenabbau zu kontrollieren.

Denosumab ist insgesamt eine effektive und komfortable Option für die Behandlung von Osteoporose, insbesondere bei Patientinnen mit hohem Frakturrisiko oder Unverträglichkeiten gegenüber anderen Therapien. Sein innovativer Wirkmechanismus und die infrequenten Injektionen machen es zu einer attraktiven Wahl. Dennoch erfordert die Anwendung eine sorgfältige Überwachung und eine strategische Planung, insbesondere im Hinblick auf mögliche Nebenwirkungen und das Management nach Therapieende.

Selektive Östrogenrezeptormodulatoren (SERMs)

Selektive Östrogenrezeptormodulatoren (SERMs) sind eine wichtige Alternative in der Behandlung und Prävention von Osteoporose, insbesondere für Frauen, die eine Hormonersatztherapie (Hormonersatztherapie) ablehnen oder bei denen eine Hormonersatztherapie kontraindiziert ist. SERMs sind synthetische Verbindungen, die auf Östrogenrezeptoren wirken, jedoch je nach Gewebe entweder agonistische oder antagonistische Effekte zeigen. Diese selektive Wirkung ermöglicht es, die positiven Effekte von Östrogenen auf den Knochenstoffwechsel zu nutzen, ohne die Risiken zu erhöhen, die mit östrogenabhängigen Erkrankungen wie Mammakarzinom oder Endometriumkarzinom assoziiert sind.

SERMs schützen effektiv vor osteoporotischen Frakturen, indem sie die Aktivität der Osteoklasten hemmen und den Knochenabbau reduzieren. Ihr Wirkmechanismus beruht darauf, dass sie in Knochengewebe wie Östrogene wirken und dort die Expression von osteoklastenstimulierenden Faktoren verringern. Dadurch fördern sie eine Erhaltung oder sogar eine Erhöhung der Knochendichte und stärken die mechanische Stabilität des Skeletts. Studien haben gezeigt, dass SERMs wie Raloxifen das Risiko für vertebrale Frakturen signifikant reduzieren, wobei der Nutzen besonders bei Frauen mit bereits bestehender Osteoporose ausgeprägt ist.

Ein zentraler Vorteil von SERMs im Vergleich zur Hormonersatztherapie ist, dass sie keine stimulierende Wirkung auf das Brustgewebe haben. Im Gegenteil, Raloxifen senkt sogar das Risiko für östrogenrezeptorpositive Mammakarzinome, was es zu einer bevorzugten Wahl für Frauen macht, die ein erhöhtes Brustkrebsrisiko aufweisen oder eine entsprechende Vorgeschichte haben. Darüber hinaus erhöhen SERMs nicht das Risiko für Endometriumhyperplasie oder -karzinom, was ihre Sicherheitsprofile zusätzlich verbessert.

Trotz ihrer Vorteile haben SERMs auch Nebenwirkungen und Einschränkungen, die bei der Therapieplanung berücksichtigt werden müssen. Eine der häufigsten Nebenwirkungen ist das erhöhte Risiko für venöse thromboembolische Ereignisse, einschließlich tiefer Venenthrombosen und Lungenembolien. Dieses Risiko ähnelt dem, das bei der Hormonersatztherapie beobachtet wird, und erfordert daher eine sorgfältige Abwägung bei Patientinnen mit einer entsprechenden Vorgeschichte. Weitere mögliche Nebenwirkungen sind Hitzewallungen und Muskelkrämpfe, die bei einigen Frauen die Lebensqualität beeinträchtigen können.

SERMs sind am wirksamsten bei der Prävention von vertebralen Frakturen und weniger effektiv bei der Reduktion des Risikos für Hüftfrakturen im Vergleich zu anderen Therapien wie Bisphosphonaten oder Denosumab. Sie eignen sich daher besonders für postmenopausale Frauen mit einem moderaten Frakturrisiko oder für solche, die zusätzliche Schutzmaßnahmen gegen Brustkrebs suchen.

Zusammenfassend sind SERMs wie Raloxifen eine vielseitige und sichere Option in der Osteoporosebehandlung, die vor allem durch ihre schützenden Effekte auf den Knochen und ihre krebsvorbeugenden Eigenschaften überzeugen. Ihr Nutzen ist jedoch am größten bei einer gezielten Patientenauswahl und unter Berücksichtigung potenzieller Risiken, insbesondere im Hinblick auf thromboembolische Komplikationen. Die regelmäßige Überwachung und individuelle Anpassung der

Therapie sind entscheidend, um den größtmöglichen Nutzen dieser Medikamente zu gewährleisten.

Vitamin D und Calcium

Vitamin D und Calcium spielen eine fundamentale Rolle in der Erhaltung und Förderung der Knochenstabilität und sind essenzielle Bestandteile jeder Strategie zur Prävention und Behandlung von Osteoporose. Beide Nährstoffe wirken synergistisch, um den Knochenstoffwechsel zu unterstützen, die Knochenmineraldichte zu erhalten und das Risiko für Frakturen zu reduzieren.

Calcium ist der wichtigste Mineralstoff, der in den Knochen gespeichert wird und für deren Festigkeit und Stabilität sorgt. Etwa 99 % des gesamten Calciums im Körper befinden sich in den Knochen und Zähnen. Calcium ist nicht nur ein struktureller Bestandteil, sondern auch essenziell für zahlreiche physiologische Prozesse, wie die Muskelkontraktion, die Blutgerinnung und die Funktion von Enzymen. Ein unzureichender Calciumspiegel im Blut führt dazu, dass der Körper Calcium aus den Knochen mobilisiert, um lebenswichtige Funktionen aufrechtzuerhalten, was langfristig zu Knochenschwund und Osteoporose führen kann.

Vitamin D ist ebenso essenziell, da es die Aufnahme von Calcium aus dem Darm fördert und die Homöostase des Calciums im Blut reguliert. Ohne ausreichende Mengen an Vitamin D wird nur ein Bruchteil des über die Nahrung aufgenommenen Calciums effektiv resorbiert, was zu einem Kalziummangel und damit zu einer Beeinträchtigung der Knochengesundheit führen kann. Vitamin D trägt auch dazu bei, die Osteoblastenaktivität zu stimulieren, die für die Knochenbildung verantwortlich sind, und hemmt die Ausschüttung von Parathormon (PTH), das in hohen Konzentrationen den Knochenabbau fördert.

Die kombinierte Zufuhr von Vitamin D und Calcium ist besonders wichtig bei der Prävention und Behandlung von Osteoporose, insbesondere bei postmenopausalen Frauen, älteren Menschen und Personen mit einem erhöhten Risiko für Frakturen. Studien haben gezeigt, dass die regelmäßige Einnahme beider Nährstoffe die Knochendichte stabilisiert oder sogar erhöht und das Risiko für vertebrale und nicht-vertebrale Frakturen reduziert.

Ein Mangel an Vitamin D, der weltweit weit verbreitet ist, insbesondere in Regionen mit begrenztem Sonnenlicht, kann die Knochengesundheit erheblich beeinträchtigen. Vitamin D wird hauptsächlich durch die Synthese in der Haut unter UVB-Strahlung gebildet, und nur ein kleiner Teil wird über die Nahrung aufgenommen. Daher ist die Supplementierung von Vitamin D oft notwendig, insbesondere bei älteren Menschen, deren Fähigkeit zur Vitamin-D-Synthese in der Haut reduziert ist.

Die empfohlene Tagesdosis für Calcium liegt je nach Alter und Geschlecht zwischen 1000 und 1200 mg, während die Vitamin-D-Zufuhr bei etwa 800 bis 2000 IE pro Tag liegen sollte, insbesondere bei Risikogruppen.

Überschreitungen dieser Dosen sollten jedoch vermieden werden, da eine übermäßige Calciumzufuhr mit einem erhöhten Risiko für Nierensteine und eine übermäßige Vitamin-D-Zufuhr mit Hyperkalzämie assoziiert ist.

Zusammenfassend sind Vitamin D und Calcium unverzichtbare Komponenten zur Erhaltung der Knochengesundheit und Prävention von Osteoporose. Ihre synergistische Wirkung stellt sicher, dass der Körper ausreichend mit Calcium versorgt wird und dieses effizient genutzt werden kann. Die regelmäßige Aufnahme durch eine ausgewogene Ernährung, gegebenenfalls ergänzt durch Nahrungsergänzungsmittel, sowie eine adäquate Exposition gegenüber Sonnenlicht sind entscheidend, um die langfristige Stabilität und Festigkeit der Knochen zu gewährleisten.

Hormontherapie in der Andrologie

Die Hormontherapie in der Andrologie (= Fachgebiet, das sich mit der Gesundheit des Mannes beschäftigt, insbesondere mit der Funktion und Erkrankung der männlichen Geschlechtsorgane, hormonellen Störungen, der Fortpflanzungsfähigkeit sowie sexuellen Dysfunktionen), insbesondere die Testosteronersatztherapie (TRT), spielt eine zentrale Rolle in der Behandlung von Testosteronmangel und Hypogonadismus. Testosteron ist das wichtigste männliche Sexualhormon und wesentlich für zahlreiche physiologische Prozesse, darunter die sexuelle Gesundheit, die Entwicklung der Muskelmasse, die

Knochendichte sowie die allgemeine Lebensqualität. Ein Mangel an Testosteron, bekannt als Hypogonadismus, kann primär aufgrund von Hodenstörungen oder sekundär infolge von Dysfunktionen der Hypothalamus-Hypophysen-Achse auftreten. Dieser Zustand führt häufig zu Symptomen wie verminderter Libido, erektiler Dysfunktion, Müdigkeit, Muskelverlust, Zunahme des Körperfetts und psychischen Beeinträchtigungen wie Depressionen und Reizbarkeit. Auch die Knochengesundheit kann durch eine Abnahme der Knochendichte und ein erhöhtes Risiko für Osteoporose beeinträchtigt werden.

Die Testosteronersatztherapie ist die Standardbehandlung bei symptomatischem Hypogonadismus und wird in verschiedenen Formen, darunter intramuskuläre Injektionen, transdermale Gele oder Pflaster, subkutane Implantate und orale Präparate, verabreicht. Sie zielt darauf ab, die Testosteronspiegel zu normalisieren und die damit verbundenen Symptome zu lindern. Studien zeigen, dass die TRT die Libido und die sexuelle Funktion erheblich verbessert, was einen direkten positiven Einfluss auf die Lebensqualität der betroffenen Männer hat. Darüber hinaus wirkt die TRT auf den Muskelstoffwechsel, indem sie die Proteinsynthese stimuliert, was zu einer Zunahme der Muskelmasse und -kraft führt. Gleichzeitig reduziert sie die Fettmasse, was die Körperzusammensetzung und die metabolische Gesundheit fördert. Die Verbesserung der Knochendichte unter TRT kann das Risiko osteoporotischer Frakturen verringern, insbesondere bei Männern mit fortgeschrittenem Testosteronmangel.

Der Einfluss von Testosteron auf die kardiovaskuläre Gesundheit ist komplex und wird kontrovers diskutiert. Während niedrige Testosteronspiegel mit metabolischem Syndrom, Insulinresistenz und Adipositas assoziiert sind, bleibt die Frage offen, ob die TRT kardiovaskuläre Risiken erhöht oder reduziert. Einige Studien deuten auf positive Effekte auf den Lipidstoffwechsel und die Endothelfunktion hin, während andere ein erhöhtes Risiko für thromboembolische Ereignisse oder Herz-Kreislauf-Erkrankungen nahelegen. Aus diesem Grund ist eine sorgfältige individuelle Risiko-Nutzen-Abwägung vor Beginn der TRT erforderlich.

Im Kontext des sogenannten Anti-Aging wird die TRT zunehmend diskutiert, wobei ältere Männer ohne eindeutige Indikation oft Testosteron als Mittel zur Verbesserung von Vitalität, Muskelkraft und Lebensqualität erhalten. Auch wenn einige Studien darauf hindeuten, dass die TRT in dieser Gruppe Vorteile haben kann, fehlt bisher eine ausreichende wissenschaftliche Grundlage für einen flächendeckenden Einsatz. Zudem können Risiken wie Polyzythämie, thromboembolische Ereignisse oder unerwünschte Effekte auf die Prostata überwiegen, insbesondere bei langfristiger Anwendung ohne klare medizinische Indikation.

Die Hormontherapie in der Andrologie bietet klare Vorteile bei der Behandlung von Testosteronmangel und Hypogonadismus, insbesondere in Bezug auf die

Verbesserung der sexuellen Funktion, der Muskelmasse und der Lebensqualität. Gleichzeitig erfordert sie eine sorgfältige medizinische Überwachung, um mögliche Nebenwirkungen zu minimieren und Risiken wie kardiovaskuläre Komplikationen oder Prostataerkrankungen frühzeitig zu erkennen. Der Einsatz von Testosterontherapie als Anti-Aging-Maßnahme bleibt umstritten und sollte mit Vorsicht betrachtet werden, da eine umfassende wissenschaftliche Evidenz für deren Sicherheit und Wirksamkeit in diesem Kontext bisher fehlt. Die sorgfältige Auswahl der Patienten sowie die regelmäßige Überwachung der Therapie sind entscheidend, um die Vorteile der TRT optimal zu nutzen und potenzielle Risiken zu minimieren.

Hormonelle Behandlungen in der Reproduktionsmedizin

Hormonelle Behandlungen sind ein zentraler Bestandteil der Reproduktionsmedizin und werden eingesetzt, um sowohl weibliche als auch männliche Fertilitätsprobleme zu diagnostizieren und zu behandeln. Bei Frauen spielen Hormone eine entscheidende Rolle bei der Stimulation des Eisprungs, der Regulierung des Menstruationszyklus und der Optimierung der Bedingungen für die Einnistung einer befruchteten Eizelle. Bei Männern werden hormonelle Ansätze verwendet, um die Spermienproduktion und -qualität zu verbessern, wenn diese durch endokrine Störungen beeinträchtigt sind.

Die Stimulation des Eisprungs und die Regulation des Zyklus sind essenzielle Schritte in der Behandlung weiblicher Unfruchtbarkeit. Bei Frauen mit unregelmäßigem oder fehlendem Eisprung, wie etwa beim polyzystischen Ovarialsyndrom (PCOS), werden Ovulationsinduktoren wie Clomifen oder Letrozol eingesetzt, um die Follikelreifung zu fördern und den Eisprung auszulösen. Gonadotropine, darunter Follikelstimulierendes Hormon (FSH) und Luteinisierendes Hormon (LH), werden oft verwendet, um die Entwicklung multipler Follikel zu unterstützen, insbesondere im Rahmen von assistierten Reproduktionstechniken wie der In-vitro-Fertilisation (IVF). Bei der IVF ist die hormonelle Stimulation von zentraler Bedeutung, um die Eizellreifung zu maximieren und die Chancen auf eine erfolgreiche Befruchtung zu erhöhen. Gleichzeitig werden Hormone wie Gonadotropin-Releasing-Hormon (GnRH)-Analoga oder GnRH-Antagonisten eingesetzt, um den natürlichen Zyklus zu unterdrücken und eine präzise Steuerung der Hormonspiegel zu ermöglichen. Nach der Eizellentnahme wird häufig Progesteron verabreicht, um die Lutealphase zu unterstützen und optimale Bedingungen für die Einnistung der befruchteten Eizelle zu schaffen.

Neben der Stimulation der Eierstöcke spielt die hormonelle Behandlung auch bei der Vorbereitung der Gebärmutterschleimhaut eine zentrale Rolle. Östrogen und Progesteron werden häufig in Kombination eingesetzt, um die Endometriumschleimhaut auf die Aufnahme des Embryos vorzubereiten. Dies ist besonders wichtig bei

Techniken wie der Embryonentransfer-Vorbereitung im Kryozyklus, wo eingefrorene Embryonen transferiert werden und die Synchronisation zwischen dem Endometrium und dem Entwicklungsstadium des Embryos essenziell ist.

Bei Männern mit Unfruchtbarkeitsproblemen, die durch hormonelle Dysfunktionen wie Hypogonadismus oder Störungen der Hypothalamus-Hypophysen-Achse bedingt sind, werden hormonelle Therapien eingesetzt, um die Spermatogenese zu fördern. Gonadotropine wie Humanes Choriongonadotropin (hCG) und rekombinantes FSH können verwendet werden, um die Hodenfunktion zu stimulieren und die Spermienproduktion zu steigern. Diese Therapien sind insbesondere bei Männern mit sekundärem Hypogonadismus wirksam, da sie den natürlichen hormonellen Regelkreis nachahmen. In bestimmten Fällen wird auch Testosteronersatz eingesetzt, allerdings nur bei Männern, die nicht versuchen, Kinder zu zeugen, da exogenes Testosteron die Spermienproduktion unterdrücken kann.

Hormonelle Behandlungen sind auch von zentraler Bedeutung in der Diagnose und Behandlung komplexer Fertilitätsprobleme. Die Überwachung von Hormonspiegeln wie FSH, LH, Estradiol, Progesteron und Anti-Müller-Hormon (AMH) liefert wertvolle Informationen über die ovarielle Reserve, die Zyklusregulation und die Ursachen von Unfruchtbarkeit. Diese Daten ermöglichen die Individualisierung von Behandlungsplänen, um die Erfolgschancen bei assistierten Reproduktionstechniken zu maximieren.

Zusammenfassend sind hormonelle Behandlungen ein integraler Bestandteil der Reproduktionsmedizin, da sie sowohl bei der Frau als auch beim Mann die Voraussetzungen für eine erfolgreiche Fortpflanzung optimieren. Sie ermöglichen die gezielte Steuerung des Menstruationszyklus, die Unterstützung der Eizellreifung und die Förderung der Spermienproduktion. Trotz ihrer Wirksamkeit erfordern diese Therapien eine sorgfältige Überwachung, um Nebenwirkungen wie das ovarielles Überstimulationssyndrom (OHSS) bei Frauen oder hormonelle Dysbalancen bei Männern zu vermeiden. Die individuelle Anpassung der hormonellen Behandlungen an die spezifischen Bedürfnisse der Patienten ist entscheidend für den Erfolg der reproduktionsmedizinischen Interventionen.

Onkologie und Hormontherapie

Die Hormontherapie spielt in der Onkologie eine zentrale Rolle, insbesondere bei der Behandlung hormonabhängiger Tumoren wie Brustkrebs und Prostatakrebs. Diese Tumorarten weisen häufig eine hormonelle Abhängigkeit auf, bei der Hormone wie Östrogene oder Androgene das Tumorwachstum fördern. Die gezielte Modulation oder Blockierung dieser Hormone hat sich als effektive Therapieform erwiesen und wird sowohl im adjuvanten als auch im palliativen Setting eingesetzt.

Bei Brustkrebs, insbesondere bei Hormonrezeptor-positiven Tumoren, ist die Anti-Hormontherapie ein wesentlicher Bestandteil der Behandlung. Tumoren, die Östrogen- und/oder Progesteronrezeptoren exprimieren, können durch die Blockierung der hormonellen Signalwege in ihrem Wachstum gehemmt werden. Zu den Hauptansätzen gehört der Einsatz von selektiven Östrogenrezeptor-Modulatoren (SERMs) wie Tamoxifen, der Östrogenrezeptoren blockiert und dadurch die proliferative Wirkung von Östrogenen im Brustgewebe hemmt. Aromatasehemmer wie Anastrozol, Letrozol oder Exemestan reduzieren die Östrogenproduktion in postmenopausalen Frauen, indem sie die Umwandlung von Androgenen in Östrogene in peripherem Gewebe unterdrücken. Diese Therapien werden häufig adjuvant eingesetzt, um das Risiko eines Rückfalls zu senken, und können auch in der palliativen Therapie verwendet werden, um das Tumorwachstum in fortgeschrittenen Stadien zu kontrollieren.

Bei Prostatakrebs ist die Androgendeprivationstherapie (ADT) ein zentraler Behandlungsansatz, da das Wachstum vieler Prostatatumoren durch Testosteron und Dihydrotestosteron (DHT) stimuliert wird. Die ADT wird durch die chirurgische Entfernung der Hoden (Orchiektomie) oder die medikamentöse Suppression der Testosteronproduktion mittels Gonadotropin-Releasing-Hormon (GnRH)-Agonisten oder -Antagonisten erreicht. GnRH-Agonisten wie Leuprorelin und Goserelin führen nach einer initialen Hormonfreisetzung zu einer dauerhaften Suppression der

Testosteronproduktion. GnRH-Antagonisten wie Degarelix blockieren den Rezeptor direkt und vermeiden die anfängliche Hormonspitze. Darüber hinaus können Androgenrezeptor-Antagonisten wie Enzalutamid oder Abirateron, ein Inhibitor der Androgensynthese, eingesetzt werden, um die Wirkung von Androgenen auf Tumorzellen weiter zu hemmen.

Die Anti-Hormontherapie ist mit spezifischen Nebenwirkungen verbunden, die das Ergebnis der hormonellen Suppression sind. Bei Frauen, die mit Aromatasehemmern oder Tamoxifen behandelt werden, können häufig Nebenwirkungen wie Hitzewallungen, vaginale Trockenheit, Muskelschmerzen und ein erhöhtes Risiko für Osteoporose auftreten. Tamoxifen ist außerdem mit einem leicht erhöhten Risiko für venöse Thrombosen und Endometriumkarzinom assoziiert, insbesondere bei langfristiger Anwendung. Bei Männern unter Androgendeprivationstherapie treten häufig Nebenwirkungen wie Verlust der Libido, erektile Dysfunktion, Muskelmasseverlust, Gewichtszunahme und ein erhöhtes Risiko für Osteoporose und kardiovaskuläre Erkrankungen auf. Diese Nebenwirkungen können die Lebensqualität erheblich beeinträchtigen und erfordern eine sorgfältige Überwachung und gegebenenfalls supportive Maßnahmen wie die Gabe von Bisphosphonaten oder Denosumab zur Verhinderung von Knochenschwund.

Adjuvante Hormontherapien werden eingesetzt, um das Risiko eines Rückfalls nach der primären Tumorbehandlung zu reduzieren. Bei Brustkrebs dauert die adjuvante

Anti-Hormontherapie oft fünf bis zehn Jahre, während bei Prostatakrebs die Dauer der ADT je nach Risikoprofil variiert. Im palliativen Setting zielt die Hormontherapie darauf ab, die Tumorprogression zu verlangsamen, Symptome zu lindern und die Lebensqualität der Patienten zu verbessern. Bei hormonresistenten Tumoren, die nicht mehr auf die Standardtherapie ansprechen, werden innovative Ansätze wie kombinierte Hormontherapien, neue Inhibitoren oder immuntherapeutische Strategien entwickelt.

Zusammenfassend stellt die Hormontherapie einen essenziellen Bestandteil der Behandlung hormonabhängiger Tumoren dar. Sie ist in der Lage, das Tumorwachstum zu kontrollieren, die Lebensqualität zu verbessern und Rückfälle zu verhindern. Die sorgfältige Auswahl der Therapie und die Überwachung der Nebenwirkungen sind entscheidend, um den größtmöglichen Nutzen für die Patienten zu gewährleisten, sowohl im kurativen als auch im palliativen Kontext. Die kontinuierliche Weiterentwicklung dieser Therapien bietet Hoffnung auf verbesserte Behandlungsoptionen für Patienten mit hormonabhängigem Krebs.

Transgender-Medizin und Hormontherapie

Die geschlechtsangleichende Hormontherapie ist ein zentraler Bestandteil der medizinischen Versorgung von transgender Personen. Sie zielt darauf ab, die körperlichen Merkmale und hormonellen Profile an die Geschlechtsidentität der Patient*innen anzugleichen und deren Lebensqualität sowie psychisches Wohlbefinden zu verbessern. Die Hormontherapie kann sowohl bei transgender Frauen (male-to-female, MTF) als auch bei transgender Männern (female-to-male, FTM) durchgeführt werden und erfordert eine individualisierte, evidenzbasierte Herangehensweise.

Bei transgender Frauen besteht die Hormontherapie typischerweise aus der Verabreichung von Östrogenen, um feminisierende Effekte zu induzieren. Diese umfassen die Entwicklung von Brustgewebe, die Umverteilung von Körperfett in eine weibliche Fettverteilungsmuster, die Verringerung der Muskelmasse und das Weichwerden der Haut. Zudem wird die Testosteronproduktion durch die Gabe von Antiandrogenen wie Spironolacton oder Cyproteronacetat unterdrückt. Der Fokus liegt darauf, das Testosteronlevel in den weiblichen Referenzbereich zu senken und die Östrogenspiegel an die physiologischen Werte cis-geschlechtlicher Frauen anzupassen. Bei transgender Männern wird Testosteron verabreicht, um maskulinisierende Veränderungen zu fördern. Diese umfassen die Entwicklung von Gesichts- und Körperbehaarung, eine Zunahme der Muskelmasse, eine Vertiefung der Stimme und eine Reduktion des Fettgewebes im Brustbereich. Die Testosteronspiegel werden in den männlichen Referenzbereich angehoben, wobei die Therapie in der Regel durch intramuskuläre oder transdermale Präparate erfolgt.

Die Langzeitwirkungen der geschlechtsangleichenden Hormontherapie sind Gegenstand intensiver

Forschung. Körperliche Veränderungen treten meist innerhalb der ersten zwei Jahre auf, während die maximale Wirkung oft erst nach mehreren Jahren sichtbar wird. Langfristig führt die Hormontherapie zu einer verbesserten Lebensqualität, einer Verringerung von Geschlechtsdysphorie und positiven Effekten auf die psychische Gesundheit, einschließlich einer Reduktion von Angstzuständen und Depressionen. Allerdings sind die möglichen Risiken und Nebenwirkungen sorgfältig zu überwachen. Bei Östrogentherapien besteht ein erhöhtes Risiko für thromboembolische Ereignisse, insbesondere bei der Anwendung von Ethinylestradiol, das in der Regel vermieden wird. Testosteron kann hingegen das Risiko für Erythrozytose erhöhen und erfordert regelmäßige Kontrolle des Hämatokrits. Sowohl bei Östrogen- als auch Testosterontherapien ist eine regelmäßige Überwachung der Leber-, Herz- und Knochengesundheit essenziell.

Die geschlechtsangleichende Hormontherapie hat tiefgreifende psychologische und soziale Auswirkungen. Sie führt in der Regel zu einer deutlichen Verbesserung der Körperzufriedenheit, stärkt das Selbstbewusstsein und erleichtert die soziale Integration. Trotz dieser positiven Effekte stehen viele transgender Personen weiterhin vor Herausforderungen, die von gesellschaftlicher Stigmatisierung bis hin zu Diskriminierung in medizinischen und beruflichen Kontexten reichen. Diese Aspekte unterstreichen die Notwendigkeit einer umfassenden Betreuung, die sowohl medizinische als auch psychologische und soziale Unterstützung umfasst.

Herausforderungen und ethische Fragestellungen spielen eine zentrale Rolle in der transgender Medizin. Eine der zentralen Herausforderungen besteht in der Sicherstellung eines gerechten Zugangs zu hormoneller und chirurgischer Versorgung. In vielen Ländern bestehen noch erhebliche Barrieren, einschließlich finanzieller Hürden, eines Mangels an qualifizierten Fachkräften und bürokratischer Hürden, die den Zugang zur Versorgung erschweren. Ethische Fragen betreffen auch die Autonomie und Entscheidungsfähigkeit der Patient*innen, insbesondere bei Minderjährigen, bei denen die Einleitung einer Pubertätsblockade oder Hormontherapie sorgfältig abgewogen werden muss. Es besteht ein Spannungsfeld zwischen dem Schutz der langfristigen Gesundheit und der Notwendigkeit, frühzeitig Maßnahmen zur Verringerung von Geschlechtsdysphorie zu ergreifen.

Kinderheilkunde und Pubertätsstörungen

Die Behandlung von Wachstumsstörungen und verzögerter Pubertät in der Kinderheilkunde erfordert ein tiefes Verständnis der endokrinen Mechanismen, die Wachstum und pubertäre Entwicklung steuern. Wachstumsstörungen können durch genetische, hormonelle oder systemische Faktoren verursacht werden, während eine verzögerte Pubertät meist auf eine unzureichende Aktivierung der Hypothalamus-Hypophysen-Gonaden-Achse zurückzuführen ist. Die gezielte hormonelle Intervention spielt in beiden Fällen eine entscheidende

Rolle, insbesondere bei Syndromen wie dem Turner- und Klinefelter-Syndrom.

Bei Wachstumsstörungen ist die Behandlung häufig darauf ausgerichtet, das Längenwachstum zu fördern und das Erreichen der genetisch vorherbestimmten Endgröße zu ermöglichen. Eine der Haupttherapien ist die Gabe von Wachstumshormon (GH), insbesondere bei Kindern mit einem dokumentierten Wachstumshormonmangel, Turner-Syndrom, chronischer Nierenerkrankung oder anderen Wachstumsstörungen. Wachstumshormon wirkt durch die Förderung der Insulin-like-Growth-Factor-1 (IGF-1)-Produktion, was die Zellproliferation und Knochenwachstumsplatten stimuliert. Bei Turner-Syndrom, das durch einen vollständigen oder partiellen Verlust eines X-Chromosoms gekennzeichnet ist, wird Wachstumshormon häufig in Kombination mit Östrogenen angewendet, um das Wachstum zu fördern und die pubertäre Entwicklung zu unterstützen.

Die Behandlung der verzögerten Pubertät erfordert eine sorgfältige Abwägung zwischen der Ursache und den psychosozialen Auswirkungen der Verzögerung. Bei Jugendlichen mit konstitutioneller Entwicklungsverzögerung, einer häufigen Ursache, ist eine hormonelle Intervention nicht immer erforderlich, da die Pubertät in der Regel spontan eintritt. Wenn jedoch psychosoziale Belastungen erheblich sind, kann eine kurzfristige Behandlung mit niedrigen Dosen von Testosteron bei Jungen oder Östrogenen bei Mädchen helfen, die Pubertät einzuleiten und die psychologische Belastung zu reduzieren. Bei pathologischen Ursachen wie einer Hypogonadotropen Hypogonadismus werden gonadotrope Hormone oder Gonadotropin-Releasing-Hormon (GnRH)-Therapien eingesetzt, um die endogene Hormonproduktion zu stimulieren und die normale Pubertätsentwicklung zu ermöglichen.

Spezifische Syndrome wie das Turner- und Klinefelter-Syndrom erfordern maßgeschneiderte Behandlungsansätze. Beim Turner-Syndrom werden neben Wachstumshormon auch Östrogene zur Induktion und Aufrechterhaltung der Pubertät eingesetzt, um die Entwicklung sekundärer Geschlechtsmerkmale und die Knochendichte zu fördern. Beim Klinefelter-Syndrom, das durch das Vorhandensein eines zusätzlichen X-Chromosoms bei männlichen Patienten gekennzeichnet ist, liegt oft ein Testosteronmangel vor. Testosterontherapien werden verwendet, um die Muskelmasse, die Knochendichte und die sexuelle Entwicklung zu fördern. In beiden Syndromen ist eine lebenslange Überwachung notwendig, um Langzeitkomplikationen wie kardiovaskuläre Erkrankungen oder Osteoporose zu vermeiden.

Frühzeitige hormonelle Interventionen können erhebliche Vorteile bieten, aber auch Langzeitfolgen haben. Bei Wachstumshormontherapien besteht die Sorge über potenzielle Auswirkungen auf die Glukosehomöostase und ein erhöhtes Risiko für bestimmte Krebserkrankungen, obwohl die Evidenz hierfür begrenzt ist. Die hormonelle Induktion der Pubertät kann bei unzureichender Überwachung das Risiko für Wachstumsplattenverschlüsse und eine verminderte Endgröße erhöhen. Zudem können psychologische Folgen auftreten, insbesondere wenn die Erwartungen an die Behandlung nicht erfüllt werden oder soziale und emotionale Probleme durch die zugrunde liegende Erkrankung bestehen bleiben.

Teil III: Nutzen, Risiken und Kontroversen

Nutzen der Hormontherapie

Die Hormontherapie bietet in verschiedenen medizinischen Kontexten bedeutende Vorteile, da sie gezielt auf die Regulation hormoneller Dysbalancen abzielt. Sie trägt wesentlich zur Verbesserung der Lebensqualität, zur Prävention von Krankheiten und zur Unterstützung in spezifischen Lebensphasen bei, in denen hormonelle Veränderungen eine zentrale Rolle spielen.

Die Verbesserung der Lebensqualität durch Hormontherapie ist besonders bei Zuständen hervorzuheben, die mit einem Mangel oder einer Dysregulation von Hormonen einhergehen. Bei Frauen in der Menopause lindert die Hormonersatztherapie (Hormonersatztherapie) Symptome wie Hitzewallungen, Schlafstörungen, vaginale Trockenheit und Stimmungsschwankungen. Diese Symptome können die alltägliche Funktion und das Wohlbefinden erheblich beeinträchtigen. Durch die gezielte Zufuhr von Östrogenen, oft in Kombination mit Gestagenen, wird das hormonelle Gleichgewicht wiederhergestellt, was zu einer spürbaren Verbesserung der physischen und psychischen Lebensqualität führt. Bei Männern mit Hypogonadismus bewirkt die Testosteronersatztherapie eine Wiederherstellung der Libido, eine Verbesserung der Muskelmasse und eine Erhöhung des Energielevels, was zu einer Steigerung der Lebensqualität und des allgemeinen Wohlbefindens beiträgt.

Die Prävention von Krankheiten ist ein weiterer zentraler Nutzen der Hormontherapie. Beispielsweise reduziert die Hormonersatztherapie bei postmenopausalen Frauen das Risiko für Osteoporose und die damit verbundenen Frakturen, da Östrogene die Knochenresorption hemmen und die Knochendichte erhöhen. Bei spezifischen Gruppen, wie Frauen mit vorzeitigem Ovarialversagen, schützt die Hormonersatztherapie vor den langfristigen Folgen eines Östrogenmangels, einschließlich Herz-Kreislauf-Erkrankungen und kognitiven Beeinträchtigungen. Auch bei Männern kann die Hormontherapie durch die Normalisierung von Testosteronspiegeln helfen, metabolische Erkrankungen wie Insulinresistenz und Fettstoffwechselstörungen zu verhindern, die häufig mit einem Testosteronmangel einhergehen. In der Kinderheilkunde trägt die gezielte Hormontherapie dazu bei, Wachstumsstörungen oder pubertäre Entwicklungsverzögerungen zu korrigieren, was langfristig die körperliche und psychische Gesundheit verbessert.

Die Hormontherapie spielt auch eine wichtige Rolle in spezifischen Lebensphasen, in denen hormonelle Veränderungen auftreten. Während der reproduktiven Phase können Hormone helfen, Zyklusstörungen zu regulieren oder die Fruchtbarkeit zu fördern, beispielsweise durch Ovulationsinduktion bei Frauen mit polyzystischem Ovarialsyndrom (PCOS) oder durch Gonadotropin-Therapie bei Männern mit hormonell bedingter Unfruchtbarkeit. In der Adoleszenz wird die Hormontherapie eingesetzt, um Entwicklungsstörungen zu behandeln, etwa bei verzögerter Pubertät oder Syndromen wie

Turner- und Klinefelter-Syndrom. In der transgender Medizin ist die geschlechtsangleichende Hormontherapie essenziell, um die körperlichen Merkmale an die Geschlechtsidentität anzupassen, wodurch nicht nur körperliche Veränderungen erzielt, sondern auch psychisches Wohlbefinden und soziale Integration gefördert werden.

Die Hormontherapie bietet vielfältige Vorteile, die von der Behandlung akuter Symptome bis zur Prävention langfristiger gesundheitlicher Komplikationen reichen. Sie verbessert die Lebensqualität, schützt vor schwerwiegenden Erkrankungen und unterstützt in entscheidenden Lebensphasen, in denen hormonelle Veränderungen eine zentrale Rolle spielen. Ihre Wirksamkeit hängt jedoch von einer individuellen Anpassung, einer sorgfältigen Überwachung und einer kontinuierlichen Reevaluation ab, um die Therapie optimal auf die Bedürfnisse der Patienten abzustimmen und potenzielle Risiken zu minimieren.

Risiken und Nebenwirkungen

Die Hormontherapie, obwohl in vielen Fällen von erheblichem Nutzen, ist mit spezifischen Risiken und Nebenwirkungen verbunden, die sorgfältig abgewogen werden müssen. Zu den wichtigsten Risiken zählen Thromboserisiken, ein potenziell erhöhtes Risiko für bestimmte Krebsarten sowie andere mögliche Komplikationen, die je nach Patientengruppe und Therapieform variieren.

Ein zentrales Risiko der Hormontherapie ist die erhöhte Wahrscheinlichkeit von thromboembolischen Ereignissen. Dies betrifft insbesondere Frauen, die eine systemische Hormonersatztherapie (Hormonersatztherapie) mit Östrogenen erhalten. Der Mechanismus hinter diesem Risiko liegt in der prokoagulatorischen Wirkung von Östrogenen, die die Gerinnungsneigung des Blutes erhöhen können. Studien zeigen, dass das Risiko für venöse Thrombosen, wie tiefe Venenthrombosen oder Lungenembolien, bei oral verabreichten Östrogenpräparaten höher ist als bei transdermalen Applikationen. Männer, die Testosteronersatztherapien erhalten, können ebenfalls ein erhöhtes Risiko für Thrombosen haben, insbesondere wenn die Therapie zu einer Erythrozytose führt, die das Blutvolumen und die Viskosität erhöht.

Ein weiteres bedeutendes Risiko betrifft die Entwicklung hormonabhängiger Tumoren. Bei Frauen, die eine kombinierte Hormonersatztherapie mit Östrogenen und Gestagenen erhalten, ist das Risiko für Brustkrebs leicht erhöht, insbesondere bei langjähriger Anwendung über fünf Jahre hinaus. Reine Östrogentherapien, die häufig bei Frauen ohne Uterus eingesetzt werden, scheinen dieses Risiko weniger zu erhöhen. In Bezug auf Endometriumkarzinome besteht bei unzureichender Progesteronzugabe ein erhöhtes Risiko, da Östrogene die Endometriumproliferation fördern. Bei Männern, die eine Testosteronersatztherapie erhalten, ist die Sorge über Prostatakrebs lange Zeit ein kontroverses Thema gewesen. Aktuelle Studien deuten darauf hin, dass eine gut überwachte Therapie das Risiko nicht signifikant erhöht, es bleibt jedoch eine kritische Überwachung erforderlich.

Neben diesen Hauptkomplikationen können auch andere Nebenwirkungen auftreten, wie kardiovaskuläre Risiken, insbesondere bei älteren Patient*innen oder solchen mit vorbestehenden Risikofaktoren. Langfristige Hormontherapien können metabolische Effekte haben, etwa eine Beeinflussung des Lipidstoffwechsels, der Insulinsensitivität und der Leberfunktion. Bei der Testosterontherapie können Nebenwirkungen wie Schlafapnoe, Akne oder Haarausfall auftreten, während bei Östrogentherapien Wassereinlagerungen und Brustspannen häufig sind.

Die Abwägung von Nutzen und Risiken ist essenziell und erfordert eine individuelle Betrachtung der Patient*innen. Bei jüngeren postmenopausalen Frauen ohne signifikante Risikofaktoren kann der Nutzen der Hormonersatztherapie, insbesondere in der Linderung von Symptomen und der Prävention von Osteoporose, die Risiken überwiegen. Für ältere Frauen oder solche mit erhöhtem Risiko für Thrombosen, Brustkrebs oder Herz-Kreislauf-Erkrankungen ist jedoch Vorsicht geboten, und alternative Behandlungsstrategien sollten in Betracht gezogen werden. Bei Männern mit Hypogonadismus überwiegt der Nutzen der Testosterontherapie häufig die Risiken, insbesondere bei sorgfältiger Überwachung von Hämatokrit und Prostatagesundheit. Transgender-Personen profitieren erheblich von der geschlechtsangleichenden Hormontherapie, wobei die Überwachung langfristiger Nebenwirkungen unerlässlich ist, um mögliche Risiken wie kardiovaskuläre Komplikationen zu minimieren.

In Bezug auf die Langzeitfolgen der Hormontherapie wissen wir heute, dass diese stark von der Patientengruppe, der Art der Therapie und der Dauer der Anwendung abhängen. Während viele Komplikationen gut dokumentiert sind, bleibt die Forschung zu langfristigen Risiken und potenziellen Spätfolgen ein dynamisches Feld. Die sogenannte „Timing-Hypothese" in der Hormonersatztherapie legt nahe, dass der Beginn der Therapie in jüngeren Jahren (innerhalb von zehn Jahren nach der Menopause) mit geringeren kardiovaskulären Risiken und besseren Nutzen-Risiko-Verhältnissen verbunden ist als ein späterer Beginn. Langzeitstudien zu Testosterontherapien bei Männern haben gezeigt, dass bei sachgerechter Anwendung und Überwachung schwerwiegende Risiken selten sind, die langfristigen Effekte auf die kardiovaskuläre Gesundheit und Prostatakrebsprävention jedoch noch weiter untersucht werden müssen.

Zusammenfassend zeigt sich, dass die Hormontherapie sowohl erhebliche Vorteile als auch spezifische Risiken birgt, die eine individuelle und sorgfältige Abwägung erfordern. Moderne evidenzbasierte Ansätze, regelmäßige Überwachung und die Berücksichtigung patientenspezifischer Faktoren sind essenziell, um die Therapie sicher und effektiv zu gestalten. Langfristige Forschung bleibt notwendig, um das Verständnis für potenzielle Spätfolgen zu vertiefen und die Therapiestandards weiter zu optimieren.

Kontroversen und gesellschaftliche Debatten

Die Rolle von Pharmaunternehmen in der Popularisierung der Hormontherapie, insbesondere bei der Behandlung von Alterungsprozessen, ist vielschichtig und hat sowohl wissenschaftliche als auch ethische Implikationen. Pharmaunternehmen haben wesentlich zur Weiterentwicklung und Vermarktung von Hormonersatztherapien beigetragen, jedoch nicht ohne Kontroversen. Der Einsatz von Hormonen im Anti-Aging-Markt wirft insbesondere Fragen zum Missbrauch, zur wissenschaftlichen Basis und zur ethischen Verantwortung auf.

Pharmaunternehmen haben durch umfangreiche Forschung und Entwicklung die Verfügbarkeit und Wirksamkeit von Hormontherapien verbessert. In Bereichen wie der Menopause- und Andropause-Behandlung haben sie Produkte entwickelt, die nachweislich die Lebensqualität verbessern und Krankheiten wie Osteoporose oder kardiovaskuläre Erkrankungen vorbeugen können. Gleichzeitig haben intensive Marketingstrategien jedoch dazu beigetragen, die Hormontherapie nicht nur als medizinische Notwendigkeit, sondern auch als Lifestyle-Behandlung darzustellen. Vor allem in den 1990er Jahren wurden Hormonersatztherapien für Frauen als "Allheilmittel" für eine jugendliche Erscheinung, Energie und Gesundheit beworben, oft ohne eine differenzierte Darstellung potenzieller Risiken. Diese Vermarktung trug zur weit verbreiteten Anwendung von Hormonen bei, auch bei Frauen ohne medizinische Indikation.

Im Anti-Aging-Markt ist der Missbrauch von Hormonen, insbesondere von Testosteron, Wachstumshormon und DHEA (Dehydroepiandrosteron), zu einem wachsenden Problem geworden. Diese Substanzen werden häufig als Mittel zur Verbesserung von Vitalität, Muskelmasse und kognitiver Leistungsfähigkeit vermarktet, obwohl ihre langfristigen gesundheitlichen Vorteile und Risiken in diesem Kontext wissenschaftlich unzureichend belegt sind. Besonders problematisch ist, dass viele Anti-Aging-Praktiken außerhalb der regulierten medizinischen Versorgung stattfinden. Patienten werden oft hohe Dosen von Hormonen verschrieben, ohne dass klare Indikationen oder regelmäßige Überwachungen erfolgen. Dies führt nicht nur zu potenziell schwerwiegenden Nebenwirkungen wie kardiovaskulären Komplikationen, hormonellen Dysbalancen und erhöhtem Krebsrisiko, sondern auch zu einem Vertrauensverlust in die medizinische Fachwelt.

Wissenschaftliche und ethische Herausforderungen betreffen sowohl die klinische Forschung als auch die Vermarktung von Hormonen. Wissenschaftlich bleibt die Evidenz für viele Anti-Aging-Anwendungen von Hormonen begrenzt oder widersprüchlich. Klinische Studien, die potenzielle Nutzen und Risiken umfassend untersuchen, sind oft teuer und zeitaufwendig, was dazu führt, dass viele Behauptungen über die Vorteile hormoneller Anti-Aging-Behandlungen nicht ausreichend durch qualitativ hochwertige Forschung gestützt sind. Ethisch problematisch ist, dass in einigen Fällen bewusst Unsicherheiten oder Wissenslücken ignoriert werden, um die Nachfrage nach diesen Produkten zu fördern.

Ein weiteres ethisches Problem ist die gezielte Ansprache vulnerabler Gruppen. Frauen in der Menopause und ältere Menschen insgesamt sind oft Zielgruppen für aggressive Marketingstrategien, die ihnen suggerieren, dass der natürliche Alterungsprozess ein „Defizit" darstellt, das korrigiert werden muss. Dies kann nicht nur zu einer Überbehandlung führen, sondern auch zu einem verstärkten gesellschaftlichen Druck, jugendlich und leistungsfähig zu bleiben.

Pharmaunternehmen stehen zudem in der Verantwortung, die Ergebnisse klinischer Studien transparent zu veröffentlichen, einschließlich der potenziellen Risiken von Hormonersatztherapien. Fälle, in denen negative Studienergebnisse unterdrückt oder verharmlost wurden, haben das Vertrauen in die Branche erheblich beeinträchtigt. Gleichzeitig haben unabhängige Studien wie die Women's Health Initiative (WHI), die auf Risiken der Hormonersatztherapie hinwiesen, dazu beigetragen, die Indikationen für die Therapie zu präzisieren und den Fokus auf eine individuellere und sicherere Anwendung zu lenken.

Zusammenfassend lässt sich sagen, dass Pharmaunternehmen eine ambivalente Rolle in der Popularisierung der Hormontherapie spielen. Einerseits tragen sie zur Entwicklung lebensverändernder Behandlungen bei, andererseits fördern sie durch aggressive Marketingstrategien und unzureichende Transparenz teilweise den Missbrauch von Hormonen, insbesondere im Anti-Aging-Markt. Die wissenschaftlichen und ethischen Herausforderungen erfordern eine engere Regulierung, eine stärkere Betonung evidenzbasierter Medizin und eine kritische Auseinandersetzung mit den langfristigen Folgen der Vermarktung von Hormonen. Dies ist essenziell, um die Sicherheit und das Vertrauen der Patient*innen in hormonelle Therapien zu gewährleisten.

Teil IV: Zukunft der Hormontherapien

Neue Entwicklungen und Technologien

Die Hormontherapie profitiert zunehmend von neuen Entwicklungen und Technologien in der molekularen Biologie, der Genetik, der Präzisionsmedizin und innovativen Darreichungsformen wie der Nanotechnologie. Diese Fortschritte ermöglichen individuellere und effektivere Therapien, die nicht nur die Wirksamkeit verbessern, sondern auch Nebenwirkungen minimieren.

Fortschritte in der molekularen Biologie und Genetik haben das Verständnis der hormonellen Signalwege erheblich vertieft. Technologien wie die Gensequenzierung und CRISPR-Cas9 haben es ermöglicht, genetische Variationen zu identifizieren, die die Empfindlichkeit gegenüber Hormonen beeinflussen oder die Wirksamkeit der Hormontherapie modulieren. Zum Beispiel wurden spezifische genetische Polymorphismen identifiziert, die die Reaktion auf Östrogen- oder Testosterontherapien beeinflussen. Diese Erkenntnisse könnten es ermöglichen, Patient*innen basierend auf ihrem genetischen Profil gezielt zu behandeln. In der Krebsforschung wurden molekulare Marker entdeckt, die bei hormonabhängigen Tumoren wie Brust- oder Prostatakrebs die Wahl der Anti-Hormontherapie leiten. Diese Marker erlauben es, Therapien zu individualisieren und Resistenzen frühzeitig zu erkennen, was die Behandlungsstrategien erheblich verbessert.

Die Präzisionsmedizin hat das Potenzial, die Hormontherapie revolutionär zu verändern, indem sie individuell angepasste Behandlungsansätze ermöglicht. Durch die Kombination von genetischen, epigenetischen und metabolischen Informationen können maßgeschneiderte Therapien entwickelt werden, die optimal auf die Bedürfnisse und biologischen Gegebenheiten der Patient*innen abgestimmt sind. Zum Beispiel wird bei der Behandlung von hormonabhängigem Brustkrebs mittlerweile die Expression von Östrogen- und Progesteronrezeptoren sowie HER2 berücksichtigt, um die Therapie gezielt auszuwählen. Ähnliche Ansätze könnten auch auf andere Anwendungen der Hormontherapie ausgeweitet werden, etwa bei der Behandlung von endokrinen Störungen oder altersbedingten hormonellen Veränderungen.

Innovationen in der Technologie der Darreichungsformen haben die Verabreichung von Hormonen sicherer, wirksamer und benutzerfreundlicher gemacht. Die Nanotechnologie spielt dabei eine zunehmend wichtige Rolle. Mithilfe von Nanopartikeln können Hormone gezielt in spezifische Gewebe oder Zellen transportiert werden, wodurch systemische Nebenwirkungen reduziert werden. Diese Technologie wird beispielsweise bei der Entwicklung von Medikamenten untersucht, die bei minimaler Dosierung eine maximale Wirkung entfalten und die Bioverfügbarkeit erheblich steigern. Liposomale Formulierungen und Polymer-basierte Mikrokapseln bieten die Möglichkeit, Hormone über längere Zeiträume kontrolliert freizusetzen, wodurch die

Compliance der Patient*innen verbessert wird. Transdermale Pflaster, Mikronadelsysteme und intranasale Applikationen sind weitere Beispiele für innovative Darreichungsformen, die die traditionelle orale oder intramuskuläre Verabreichung ergänzen oder ersetzen.

Die Kombination dieser Fortschritte eröffnet neue Perspektiven für die Hormontherapie. So könnten beispielsweise Patient*innen mit hormonabhängigen Tumoren präzise Therapien erhalten, die auf ihre molekularen Profile abgestimmt sind, während gleichzeitig innovative Technologien für die zielgerichtete Medikamentenabgabe eingesetzt werden. In der Behandlung von endokrinen Störungen wie Hypogonadismus oder Menopause könnten individuell angepasste Dosierungen und Darreichungsformen die Nebenwirkungen minimieren und die Lebensqualität der Betroffenen verbessern.

Langfristig werden Fortschritte in der künstlichen Intelligenz (KI) und Datenanalyse wahrscheinlich eine Schlüsselrolle spielen, indem sie große Mengen klinischer und genetischer Daten verarbeiten und Muster erkennen, die die Entwicklung neuer Therapien und die Optimierung bestehender Ansätze ermöglichen.

Alternative Ansätze

Alternative Ansätze wie der Einsatz pflanzlicher Phytohormone und Lifestyle-Interventionen gewinnen in der Behandlung hormoneller Störungen zunehmend an

Bedeutung. Diese Ansätze bieten Optionen, die häufig als sanftere Alternativen zur klassischen Hormontherapie wahrgenommen werden. Während pflanzliche Phytohormone insbesondere in der Komplementärmedizin Anwendung finden, können Veränderungen im Lebensstil eine grundlegende Unterstützung bei der Regulation hormoneller Dysbalancen bieten.

Pflanzliche Phytohormone sind pflanzliche Verbindungen, die eine ähnliche Struktur und Funktion wie menschliche Hormone, insbesondere Östrogene, aufweisen. Isoflavone, die in Sojabohnen, Rotklee und anderen Pflanzen vorkommen, sowie Lignane, die in Leinsamen enthalten sind, sind die bekanntesten Vertreter. Diese Verbindungen binden an Östrogenrezeptoren und können sowohl eine östrogenartige Wirkung entfalten (agonistisch) als auch die Wirkung von körpereigenem Östrogen hemmen (antagonistisch), je nach Konzentration und Rezeptor-Typ. In der Behandlung von menopausalen Symptomen wie Hitzewallungen und Schlafstörungen werden Phytoöstrogene häufig als Alternative zur klassischen Hormonersatztherapie eingesetzt. Studien zeigen, dass sie moderate Verbesserungen bei diesen Symptomen bewirken können, allerdings bleibt ihre Wirksamkeit im Vergleich zu synthetischen Hormonen begrenzt. Sie gelten jedoch als sicherer, da sie nicht mit einem erhöhten Risiko für Brustkrebs oder Thrombosen assoziiert sind, obwohl weitere Forschung notwendig ist, um Langzeiteffekte zu klären.

Neben Phytohormonen spielen auch andere pflanzliche Präparate wie Mönchspfeffer, Traubensilberkerze und Nachtkerzenöl eine Rolle in der Komplementärmedizin. Diese werden vor allem bei prämenstruellen Syndromen (PMS), Wechseljahresbeschwerden oder unregelmäßigen Zyklen eingesetzt. Obwohl viele Anwenderinnen von positiven Effekten berichten, ist die wissenschaftliche Evidenz für ihre Wirksamkeit oft begrenzt, und die genauen Wirkmechanismen sind nicht vollständig verstanden. Dennoch stellen sie eine Option für Patientinnen dar, die eine natürliche Herangehensweise bevorzugen oder für die synthetische Hormontherapien kontraindiziert sind.

Lifestyle-Interventionen spielen ebenfalls eine zentrale Rolle in der Prävention und Behandlung hormoneller Störungen. Körperliche Aktivität wirkt sich positiv auf den Hormonhaushalt aus, indem sie die Insulinsensitivität verbessert, die Cortisolspiegel reguliert und die Produktion von Sexualhormonen beeinflusst. Regelmäßige Bewegung kann insbesondere bei polyzystischem Ovarialsyndrom (PCOS) helfen, den Hormonhaushalt zu stabilisieren und Symptome wie unregelmäßige Zyklen oder Übergewicht zu verbessern. Auch bei Männern mit altersbedingtem Testosteronmangel kann ein aktiver Lebensstil dazu beitragen, den natürlichen Testosteronspiegel zu erhöhen und die Muskelmasse zu erhalten.

Die Ernährung spielt ebenfalls eine wesentliche Rolle bei der Regulation hormoneller Funktionen. Eine ausgewogene Ernährung, die reich an ungesättigten Fettsäuren,

Vollkornprodukten, Obst und Gemüse ist, unterstützt die Hormonproduktion und -regulation. Insbesondere Lebensmittel mit einem niedrigen glykämischen Index können helfen, die Insulinsensitivität zu verbessern, was bei hormonellen Störungen wie PCOS oder metabolischem Syndrom von zentraler Bedeutung ist. Zudem kann eine ausreichende Zufuhr von Mikronährstoffen wie Vitamin D, Magnesium und Zink die endokrine Funktion unterstützen.

Stressmanagement ist ein weiterer wichtiger Aspekt, da chronischer Stress die Cortisolspiegel erhöht und die Achse von Hypothalamus, Hypophyse und Nebennieren (HPA-Achse) dysregulieren kann. Diese Dysregulation kann sich negativ auf die Produktion von Sexualhormonen und die Schilddrüsenfunktion auswirken. Entspannungstechniken wie Yoga, Meditation und Achtsamkeitstraining können helfen, Stress zu reduzieren und den hormonellen Gleichgewichtszustand wiederherzustellen.

^Somit bieten pflanzliche Phytohormone und Lifestyle-Interventionen wertvolle Alternativen oder Ergänzungen zu konventionellen Hormontherapien. Während Phytohormone und komplementäre Ansätze häufig weniger Nebenwirkungen aufweisen, bleibt ihre Wirksamkeit im Vergleich zu synthetischen Hormonen begrenzt. Lifestyle-Interventionen wie Bewegung, Ernährung und Stressmanagement können hingegen eine zentrale Rolle in der Prävention und Behandlung hormoneller Störungen spielen, indem sie den Körper unterstützen, sein hormonelles Gleichgewicht auf natürliche Weise zu regulieren. Diese Ansätze erfordern jedoch ein hohes Maß an Engagement und Kontinuität von den Patient*innen, weshalb eine individuelle Anpassung und Beratung durch Fachkräfte essenziell ist.

Forschungsperspektiven

Die Forschung zur Hormontherapie ist ein dynamisches und interdisziplinäres Feld, das zahlreiche offene Fragen, innovative klinische Ansätze und technologische Möglichkeiten umfasst. Langzeitstudien, neue klinische Strategien sowie die Integration von Big Data und künstlicher Intelligenz (KI) spielen eine entscheidende Rolle, um das Verständnis und die Anwendung hormoneller Behandlungen weiter zu verbessern.

Offene Fragen in der Hormontherapie betreffen sowohl die Mechanismen als auch die langfristigen Auswirkungen. Trotz umfangreicher Studien bleibt unklar, warum manche Patient*innen auf hormonelle Therapien besser ansprechen als andere. Die individuelle Variabilität könnte durch genetische Unterschiede, epigenetische Veränderungen oder Umweltfaktoren bedingt sein, was die Notwendigkeit personalisierter Ansätze unterstreicht. Auch die optimale Dauer und Dosierung hormoneller Behandlungen ist nicht vollständig geklärt. Bei der Hormonersatztherapie (Hormonersatztherapie) für menopausale Frauen besteht Unsicherheit über den langfristigen Einfluss auf kardiovaskuläre Erkrankungen, Demenz und bestimmte Krebsarten. Bei der

Androgentherapie für Männer mit altersbedingtem Testosteronmangel ist das Risiko-Nutzen-Profil ebenfalls noch nicht abschließend geklärt, insbesondere in Bezug auf Prostatakrebs und kardiovaskuläre Ereignisse.

Langzeitstudien sind essenziell, um die Sicherheit und Wirksamkeit hormoneller Behandlungen besser zu bewerten. Große kohortenbasierte Studien wie die Women's Health Initiative (WHI) haben wertvolle Erkenntnisse geliefert, aber auch Kontroversen ausgelöst. Zukünftige Studien sollten darauf abzielen, spezifische Patientengruppen genauer zu untersuchen, um differenzierte Empfehlungen für unterschiedliche Altersgruppen, Geschlechter und Risikoprofile zu entwickeln. Randomisierte kontrollierte Studien (RCTs) könnten beispielsweise neue Hormonpräparate, innovative Kombinationen oder alternative Darreichungsformen bewerten, um sowohl akute als auch langfristige Effekte besser zu verstehen. Darüber hinaus sind präklinische Studien notwendig, um die molekularen Grundlagen hormoneller Signalwege weiter zu erforschen und potenzielle neue Zielmoleküle zu identifizieren.

Neue klinische Ansätze könnten durch Fortschritte in der Präzisionsmedizin vorangetrieben werden. Die Integration genetischer und epigenetischer Daten ermöglicht die Entwicklung maßgeschneiderter Therapien, die besser auf die individuellen Bedürfnisse der Patient*innen abgestimmt sind. Die Untersuchung molekularer Biomarker könnte helfen, Patient*innen zu identifizieren, die von spezifischen Hormontherapien besonders profitieren, oder diejenigen, die einem erhöhten Risiko für Nebenwirkungen ausgesetzt sind. Dies ist besonders relevant bei hormonabhängigen Tumoren wie Brust- oder Prostatakrebs, wo Resistenzen gegen Anti-Hormontherapien ein großes Problem darstellen. Hier könnten neue Ansätze, wie Kombinationstherapien oder zielgerichtete Medikamente, die Wirksamkeit verbessern und Resistenzen überwinden.

Die Bedeutung von Big Data und künstlicher Intelligenz (KI) in der Hormontherapie-Forschung wächst rapide. Große Datenmengen aus elektronischen Gesundheitsakten, genetischen Datenbanken und klinischen Studien bieten die Möglichkeit, Muster zu erkennen, die mit traditionellen Methoden nicht sichtbar wären. KI-gestützte Algorithmen können helfen, komplexe Zusammenhänge zwischen genetischen Variationen, hormonellen Profilen und Behandlungsergebnissen zu entschlüsseln. Maschinelles Lernen könnte zudem Vorhersagemodelle entwickeln, die die Wahrscheinlichkeit von Therapieerfolgen oder Nebenwirkungen für einzelne Patient*innen berechnen. Diese Ansätze könnten auch dazu beitragen, neue Zielmoleküle zu identifizieren oder optimale Dosierungen und Behandlungsstrategien zu entwickeln.

Ein weiteres spannendes Feld ist die Nutzung von KI für die Entdeckung neuer hormoneller Verbindungen. Mithilfe von Molekül-Docking-Algorithmen können Millionen potenzieller Substanzen virtuell getestet werden, um diejenigen zu identifizieren, die mit spezifischen Hormonrezeptoren interagieren. Dieser Ansatz beschleunigt den Entwicklungsprozess neuer Medikamente erheblich und reduziert die Kosten. Gleichzeitig könnten prädiktive Analysen helfen, potenzielle Nebenwirkungen frühzeitig zu identifizieren und somit die Sicherheit neuer Therapien zu erhöhen.

Schlusswort

Die Hormontherapie ist ein essenzieller Bestandteil moderner Medizin und umfasst ein breites Spektrum von Anwendungen, die von der Behandlung hormoneller Störungen bis zur Unterstützung spezifischer Lebensphasen reichen. Ihre Wirksamkeit zeigt sich insbesondere in der Verbesserung der Lebensqualität, der Prävention von Krankheiten wie Osteoporose und der Behandlung hormonabhängiger Tumoren. Trotz dieser Erfolge sind die Hormontherapien nicht frei von Risiken. Thromboserisiken, mögliche Krebsrisiken und andere Komplikationen erfordern eine sorgfältige Abwägung zwischen Nutzen und Risiken. Fortschritte in der molekularen Biologie, der Präzisionsmedizin und der Technologie haben jedoch dazu beigetragen, diese Therapien individueller, sicherer und wirksamer zu gestalten.

Die Zukunft der Hormontherapie ist vielversprechend. Die Integration von Big Data und künstlicher Intelligenz wird das Verständnis für die komplexen Wechselwirkungen im endokrinen System weiter vertiefen und personalisierte Behandlungsansätze ermöglichen. Fortschritte in der Genetik und Epigenetik eröffnen neue Möglichkeiten, um Therapien präzise auf die individuellen Bedürfnisse der Patientinnen abzustimmen. Technologien wie die Nanomedizin könnten die Darreichungsformen und Wirksamkeit hormoneller Behandlungen revolutionieren, während innovative Forschung potenziell neue Anwendungsbereiche erschließt.

Gleichzeitig werden alternative Ansätze wie pflanzliche Phytohormone und Lifestyle-Interventionen weiterhin eine wichtige Rolle spielen, insbesondere für Patientinnen, die natürliche oder nicht-invasive Optionen bevorzugen.

Ein Appell an die Leserschaft ist von zentraler Bedeutung: Informierte Entscheidungen sind der Schlüssel zu einer sicheren und effektiven Hormontherapie. Dies erfordert sowohl eine fundierte Aufklärung der Patientinnen als auch eine enge interdisziplinäre Zusammenarbeit zwischen Ärztinnen, Forschenden, Pharmaunternehmen und politischen Entscheidungsträgerinnen. Die individuelle Anpassung der Therapie an die biologischen, sozialen und psychologischen Bedürfnisse der Patientinnen sollte immer im Vordergrund stehen. Gleichzeitig ist es essenziell, weiterhin kritisch zu hinterfragen, wie sich wissenschaftliche, technologische und ethische Aspekte in der Praxis miteinander verbinden lassen, um das Potenzial der Hormontherapie voll auszuschöpfen und mögliche Risiken zu minimieren.

Zusammengefasst bleibt die Hormontherapie ein faszinierendes und dynamisches Feld der Medizin, das mit stetigen Fortschritten die Lebensqualität und Gesundheit zahlreicher Menschen verbessern kann. Ihr Erfolg hängt jedoch entscheidend davon ab, wie wir die neuesten wissenschaftlichen Erkenntnisse in die klinische Praxis umsetzen und gleichzeitig die individuellen Bedürfnisse und Präferenzen der Patient*innen berücksichtigen. Die Weiterentwicklung dieser Therapien ist nicht nur eine Herausforderung, sondern auch eine Chance, die Grenzen der modernen Medizin zu erweitern und neue Maßstäbe für die personalisierte Medizin zu setzen.

Index

Acetylierung 52
Adenome 30, 35, 43
Adrenalin 19, 27
adrenogenitale Syndrom 45, 46
AGS 45, 46, 47
Aldosteron 23, 42, 43
Alendronat 84
Alterungsprozesse 17
Aminosäurederivate 19
Androgenüberschuss 47
Andrologie 94, 96
Antithyreotika 67, 68
Autoimmunerkrankungen 22, 49
Basedow 35, 49, 50, 68
Bildgebung 28, 40, 46
Bioidentische Hormone 71, 74
Bisphosphonate 41, 83, 84, 85, 87, 89
Bluthochdruck 23, 41, 42, 43, 44, 45, 60
Bluttests 22, 24
Botenstoffe 13, 15, 19, 20
Brustkrebs 55, 84, 91, 100, 101, 102, 113, 114, 121, 123
Calcimimetika 41
Calcitonin 45
Calcium 88, 92, 93, 94
Computertomografie 28, 29, 42
Conn-Syndrom 23, 42, 44
CRISPR-Cas9 120
Cushing-Syndrom 23, 27, 42, 43, 44
Degarelix 102
Denosumab 41, 85, 86, 87, 88, 89, 91, 102
Diabetes 13, 17, 24, 48, 49, 50, 51, 60, 61, 73
DNA-Methylierung 51
Eisprung 14, 21, 36, 37, 38, 56, 98
Eizellreifung 14, 98, 100
Elektrolytstörung 42
Elektrolytstörungen 23, 33, 41, 43, 44
Endometriumhyperplasie 55, 79, 90

Epigenetische Faktoren 51
Erschöpfung 31, 32, 57
Fertilitätsmedizin 54, 56
Fortpflanzung 13, 16, 17, 19, 100
FSH 36, 37, 40, 57, 98, 99
Genetik 44, 51, 120, 130
Gensequenzierung 120
Geschlechtsdrüsen 19
Gestagenen 110, 113
Gewichtsabnahme 33, 34
Gewichtszunahme 31, 32, 37, 43, 60, 66, 102
Glukagon 19, 23, 63, 73
Glukosestoffwechsel 48, 73
Glukosetoleranztest 24, 37
G-Protein 20
Gynäkologie 76
Haarausfall 32, 114
Hashimoto 49, 50, 66
Hemmhormone 20
Herzrhythmusstörungen 34, 42
Hirsutismus 37, 46
Histonmodifikationen 51, 52
Homöostase 19, 21, 92
Hormonmangel 13

Hormonrhythmen 25
Hormonspiegel 20, 21, 22, 24, 26, 27, 35, 54, 65, 66, 67, 98
Hyperparathyreoidismus 39, 40, 41, 46
Hyperplasien 31, 43, 45
Hyperthyreose 22, 33, 35, 67, 68, 74
Hypogonadismus 23, 38, 57, 59, 94, 95, 96, 99, 108, 110, 114, 122
Hypophyse 19, 30, 35, 36, 43, 45, 66, 125
Hypothyreose 13, 17, 22, 31, 33, 65, 66, 67, 68, 74
Ibandronat 84
Insulin 13, 15, 19, 23, 61, 73, 107
Insulinresistenz 24, 37, 38, 48, 51, 53, 63, 96, 111
Insulinrezeptorgen 51
Isoflavone 123
Jodmangel 22, 49
Kälteempfindlichkeit 32, 66
Katecholaminen 26, 27, 45
Kinderwunsch 17
Knochenbrüche 39

Knochenstoffwechsel 39, 78, 80, 82, 83, 90, 92
Kontrazeptiva 16, 17, 38, 54, 55, 69
Kortisol 19, 23, 25, 26, 27, 32, 43, 46, 59
Levothyroxin 33, 65, 66, 74
Lutealphase 56, 98
Magnetresonanztomografie 28, 30, 42
MEN 45, 46, 47
Menopause 14, 17, 23, 25, 39, 54, 71, 76, 77, 78, 80, 110, 115, 116, 118, 122
Menstruationsstörungen 36, 37
Menstruationszyklus 14, 36, 56, 97, 100
Metformin 38, 50
Methylierung 51, 52
Mineralokortikoidsubstitution 47
Monogene Erkrankungen 45, 47
Muskelschwäche 39, 42, 43, 60
Nebennieren 19, 23, 27, 29, 43, 46, 60, 125
Nebennierenhormonen 23, 25

Nebenniereninsuffizienz 23, 25, 27, 31, 32, 33
Nebenwirkungen 14, 25, 28, 56, 59, 60, 61, 62, 68, 69, 70, 71, 72, 73, 80, 82, 84, 85, 88, 89, 91, 97, 100, 102, 103, 105, 112, 114, 115, 117, 120, 121, 122, 125, 128, 129
Noradrenalin 9, 27
Onkologie 14, 16, 73, 75, 100
Osteoblasten 39, 81, 83, 86
Osteoklasten 39, 81, 83, 85, 86, 90
Osteoporose 17, 39, 40, 41, 55, 60, 73, 77, 78, 80, 82, 83, 84, 85, 86, 87, 89, 90, 92, 93, 94, 95, 102, 108, 111, 114, 116, 130
Östrogen 15, 19, 23, 25, 36, 37, 39, 54, 55, 56, 69, 71, 72, 76, 79, 98, 101, 105, 120, 121, 123
Östrogene 14, 55, 80, 81, 90, 100, 101, 108, 111, 113, 123
Ovarien 38
Parathormon 39, 40, 93

PCOS 36, 37, 38, 56, 98, 111, 124, 125
Peptidhormone 19, 20, 61, 62, 73
Phäochromozytomen 27
Phosphorylierung 52
Progesteron 15, 23, 25, 36, 37, 54, 55, 56, 71, 72, 98, 99
Propylthiouracil 35, 67, 68
Prostatakrebs 14, 17, 52, 86, 100, 101, 103, 113, 120, 127, 128
Proteinbiosynthese 20
Reproduktionsmedizin 14, 16, 17, 97, 100
Rezeptordichte 21
Rezeptoren 20, 54, 61, 63, 70, 81
Risedronat 84
Schilddrüse 13, 19, 22, 29, 30, 31, 33, 35, 66
Schilddrüsenhormone 20, 22, 31, 34, 35, 37, 65, 74
Schilddrüsenhormonen 13, 20, 33, 49, 65, 67, 68
Schilddrüsenkarzinom 47
Serumtests 24
SGLT2-Inhibitoren 50

Speicheltests 24, 25, 26
Steroidhormone 19, 20, 54, 59, 72
Stimulationstests 23, 24
Stoffwechsel 13, 19, 31, 62, 65, 74
Synthetische Hormone 69, 74
Szintigrafie 28, 30, 35, 40
Tamoxifen 101, 102
Testosteron 14, 16, 23, 25, 37, 57, 58, 59, 71, 73, 94, 96, 99, 101, 104, 105, 107, 117
Thiamazol 35
Thromboserisiko 55, 73
Thyroxin 19, 22, 31, 34, 50, 65
TRAK 35, 49
Transgender-Medizin 14, 59, 103
Transportproteine 21, 24
trockene Haut 32
Tyrosinkinasen 20
Ultraschall 28, 29, 37
Unfruchtbarkeit 23, 36, 37, 98, 99, 111
Urinanalysen 26
Vanillinmandelsäure 27
Verstimmungen 32, 57, 77

Verstopfung 32
Vitamin D 40, 41, 88, 92, 93, 94, 125

Wachstum 13, 14, 19, 62, 101, 106, 107
Zoledronat 84
Zysten 29, 31, 37, 38